# 「朝ドラ」を観なくなった人は、なぜ認知症になりやすいのか?

奥村　歩

GENTOSHA

# はじめに――もの忘れ外来で10万人の患者さんを診てきて分かった「脳を衰えさせやすい人」の共通傾向とは？

これからの人生、脳だけはずっと衰えさせたくない――。

誰もがそう思っています。

みなさんもそうでしょう。年々歳をとれば、体のあちこちにガタが来るのは多少は仕方がない。でも、脳だけはいつもの自分のまま、クリアに働いている状態をキープしていきたい。

きっと、そう思っているのではないでしょうか。

しかし、世間を見渡すと〝なかなかそう思い通りにはいってくれないんだな〟という例も目につきます。

90歳、100歳になるまで健康な脳をキープしている人がいる一方で、とてもまじめで勉強もできた人が若いうちから脳の調子を崩してしまったり、ものすごく健康に気を遣っていた人がかなり早い段階からボケてしまったりすることもあります。こういった現実を前にして――

〝脳が衰えやすい人と脳が衰えにくい人は、いったいどこでどう差がつくのだろう〟

〝早くボケてしまう人といつまでもボケない人とでは、いったい何が分かれ目になっているのだろう〟

――そんな疑問を抱いた方も多いのではないでしょうか。

じつは、私自身も、約30年の長きにわたってこの疑問を抱き続けてきた人間のひとりです。

私は、「もの忘れ外来」のクリニックを主宰する医師です。

来る日も来る日も「脳の衰えが心配になってきた方々」に接してきて、これまで診療を行なった患者さんの数はすでに10万人以上。私のクリニックの所在地は岐阜県の岐南町《きなん》なのですが、地方にあるのにもかかわらず、全国津々浦々から毎日大勢の患者さんにいらっしゃっていただいています。自分で言うのもなんですが、もの忘れ外来でこれだけの数の患者さんを診てきた脳の専門医は、日本中探し回ってもそうはいないでしょう。

10万人を超える患者さんには、どの方にもそれぞれの人生があります。脳の衰え具合を診るには、単に検査で認知機能をチェックすればいいというわけではなく、その方がそれまでの人生でどういう仕事や暮らしをして、どういう生き方をしてきたかをお聞きしていかなくてはなりません。つまり私は、毎日「脳の衰えが心配になってきた方々」に接しながら、これらの患者さんの脳を診るだけではなく、患者さんの人生、生き方や暮らし方も見てきたわけです。

そんななか、最近になってふと気づいたことがあります。

それは、脳を衰えさせてしまった患者さん方には、考え方、行動、習慣など、日々の生き方や暮らし方に共通の傾向があるということ。

そして、そういった共通傾向を総合的に分析していけば、私の中でくすぶり続けてきた「30年来の疑問の答え」がよりクリアに見えてくるのではないか、と思い至ったのです。

つまり、「ボケるかボケないかは人生の何が分かれ目になっているのか」「脳が衰えやすい人と衰えにくい人の差はいったい何なのか」——その答えに、ここ最近の私はだいぶ近づいてきた気がするのです。

本書ではこれから、脳を衰えさせやすい人にはどんな共通傾向があって、その衰えを防ぐためにどんな点に気をつけていけばいいのかを述べていきたいと思います。最新の脳科学研究の成果をベースとしつつ、私がもの忘れ外来で診てきた患者さんのエピソードなども交えながら、「脳をみすみす衰えさせないための方法」を紹介していくことにしましょう。

もの忘れ外来には本当にさまざまな方がいらっしゃいます。

もちろん、いちばん多いのは、もの忘れやうっかりミスなどが目立つようになって、「認知症の症状が出たのではないか」と心配して来院される方々です。家族や会社の人につき添われてしぶしぶやってくる方もいますし、いかにも不安げな表情を浮かべながら自分ひとりでお見えになる方もいます。

ただ、もの忘れ外来に来院するのはこうした方々だけではありません。うつ病の方もたくさんいらっしゃいます。うつ病は脳のエネルギーが枯渇して本来の力を出せなくなってしまった状態であり、患者さんが〝ひょっとしたら自分は認知症なのかも〟と思ってしまうような症状が現われることが多いのです。すでにうつ病の増加は日本中で社会問題化していますが、私のもの忘れ外来でもうつ病と診断される患者さんがたいへん増えています。

また、うつ病というほどではないにしても、日々の過重労働、睡眠不足、ストレスなどによって記憶力や意欲、集中力、感情抑制力が落ち、心配になって当院を訪ねてくる方々もいます。これらの方々の多くは「脳疲労」「脳過労」です。脳疲労・脳過労は、連日のオーバーワーク、心労、不安、焦り、スマホの過剰使用などによって脳が疲弊してしまった状態であり、働き盛りの中年世代が陥るケースが目立ちます。なかには、まだ20代、30代の若さだというのに、もの忘れ外来を訪ねてくる方もいらっしゃいます。

さらに、認知症やうつ病などの分かりやすい診断名はつかなくても、脳の衰えが進行しているケースも少なくありません。

たとえば、昨今よくニュースを賑《にぎ》わしているお年寄りのハタ迷惑な行動です。少しでも気に入らないことがあると家族に怒鳴り散らすようになったり、近所から苦情が来るほどゴミをため込んでしまったり、ファミレスの店員の態度が気に入らずキレて暴れてしまったり……。こうしたお年寄りの行動も、脳の衰えによって現われている場合が多いのです。実際、こうした老親の行動を心配して、もの忘れ外来に相談に来られるご家族も少なからずいらっしゃいます。最近、高齢ドライバーのアクセルとブレーキの踏み間違えによる交通事故が多発していますが、これも脳の衰えが影響している問題であり、ご家族の悩みがいっそう深まっていくことが案じられます。

認知症、うつ病、脳疲労――。みなさんの中にも〝自分もこういう脳の衰えにいつ見舞われてもおかしくないのかもな〟と戦々恐々とされている方がいらっしゃるかもしれません。

ただ、いまのうちから予防や対策をしっかり行なっていけば、別に怖れることはないのです。

先ほども触れたように、わたしたちの日々の生き方や暮らし方のどんな要素が脳の衰えにつながるかは、近年だいぶクリアになってきています。「脳を衰えさせやすい考え方」「脳を衰えさせやすい行動」「脳を衰えさせやすい生活習慣」といったことがどんどん明らかになっているのです。

だから、それらを改めていけば、年々脳が衰えゆく状況を変えていくことができる。つまり、いまのうちから改めるべきところを改めていけば、これからの人生で認知症やうつ病、脳疲労になるのを防いでいける可能性が高くなるし、脳を衰えさせることなく健康なままにキープしていける可能性が高くなるわけです。

いったい何を改めていけば、脳を衰えさせずに済むのか。いったいどのような考え方や行動をとっていけば、脳を健康なままにキープしていくことができるのか。それをこれから各章ごとに順を追ってじっくりと述べていくことにしましょう。

とにかく、わたしたちが脳の衰えを回避するために、いまからできることはとてもたくさんあるのです。ですからみなさん、改めるべきことを改め、行なうべきことを行なって、これから先の人生を「脳をいつまでも健やかにキープできるコース」へとシフトしていってください。

脳が衰えるリスクは人間なら誰にだってあります。でも、どうすればリスクを回避できるのかがある程度分かってきているのですから、何の予防も対策もしないまま手をこまねいていてはいけません。

これからは、誰もが自分の脳を衰えさせないようにリスクマネジメントをしていく時代なのです。さあ、将来のリスクに対し、しっかり予防をして備えていきましょう。そして、末永く健康に働く脳を保って、自分の人生をいつまでも輝かせていきましょう。

目次

PART 2

# 日本人は世界でいちばん「脳が衰えやすい民族」だった！

――長生き・気遣い・まじめ・働きバチ……日本人らしさと脳の関係性

# PART 3
# 「困った老人」になりたくなければ、脳の老化を防ぎなさい！
## ――「暴走老人」も「ゴミ屋敷老人」も前頭葉の衰えが原因だった！

PART 4

## 学校の先生やお役所の公務員はなぜボケやすいのか？

――「職業」「性格傾向」と脳の衰えやすさとの意外なカンケイ

## PART 5

## 女と男では、ボケ方も脳の衰え方もこんなに違う!

### ——女脳と男脳では脳の老化パターンが違っていた!

# PART 6 スマホ脳、SNS、糖質制限、睡眠リズム……脳を衰えさせる日常の意外な落とし穴

——毎日の生活習慣、情報への接し方で脳の衰えに大きな差がつく

## PART 7 なぜ、自分の仕事や役割を持っている人はボケにくいのか?

——脳が衰えるか衰えないかは、人間・自然・社会との関わり方で決まる

# PART 1

# 頑固な人、まじめな人、仕事バリバリの人は、どうしてボケやすいのか?

## ―― もの忘れ外来の診療現場から見た「ボケやすい人」「ボケにくい人」

# 「朝ドラ」を観ないと言い出したら、認知症の可能性大!?

「最近の朝ドラはどうですか？　ヒロインの活躍が世間で評判になっているようですけど……」

もの忘れ外来にいらっしゃった患者さんに、よく私はこのように語りかけます。別に「朝ドラ話」で盛り上がりたいわけではありません。ＮＨＫの連続テレビ小説（朝ドラ）を観ているかどうか、毎朝の15分番組を楽しめているかどうかをチェックするのは、じつは認知症の早期発見にとても有効なのです。

この問いかけに対して、

「前はよく観ていたけど、最近のやつはつまらないから観なくなった」

「近頃のＮＨＫはおもしろくないから、観るのをやめた」

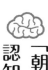

――と、こんな答えが返ってきたら、もうかなりの黄色信号。その方は認知症である可能性が高くなります。

認知症、なかでもアルツハイマー型になると、直近の出来事を記憶にとどめることができなくなります。すると、朝ドラを観ていた場合、昨日のストーリーと今日のストーリーがつながらなくなる。このため、内容がつかめず、おもしろさが分からなくなって観るのをやめてしまうケースが多いのです。

ですから、朝ドラ、大河ドラマ、刑事ドラマ、時代劇など、以前はよく観ていた続き物のテレビ番組を「つまらない」と言って観なくなったときは要注意。逆に言えば、毎日朝ドラを観て「お約束の展開」にツッコミを入れたり「思いがけないオチ」にガハハと笑ったりしているうちは、認知症のほうはまだそれほど心配ないということになります。

みなさんのお宅ではいかがでしょう。

朝ドラなどの番組は家族みんなで観るというご家庭も多いと思いますが、脳が衰えてきたかどうかの変化の兆しは、こういう日常の何気ない行動の変化に現われることも少なくないのです。

日常の何気ない部分に出る認知症サインと言えば、「会話の受け答え」も気をつけるべきポイントです。

認知症を発症された方のコミュニケーションには独特の特徴があり、私は日頃、受診された方々と何気なく会話を交わしつつ、その人の話し方、目の動き、行動、しぐさなどをチェックしながら、認知症かどうかを見極めています。

たとえば、アルツハイマー型認知症の人に多いのが「とりつくろい言動」です。ちょっと、もの忘れ外来での会話の典型例を挙げてみましょう。

**私**：お歳はおいくつですか?
**患者さん**：もういい歳です。
**私**：いい歳というと、何歳になられているのでしょう。

**患者さん**：長く生きすぎて、ここ何年かは自分の歳も数えていません。
**私**：最近のテレビのニュースを観て、いちばん印象に残っている出来事は何ですか？
**患者さん**：すいません。この頃のテレビはおもしろくないから、全然観ていないんです。
**私**：もの忘れはしますか？
**患者さん**：もう歳ですから多少は……。ただ、どうでもいいことは忘れてしまっても、大事なことは忘れません。

このように、「年齢を覚えていない」「最近のニュースが覚えられない」「もの忘れがひどい」といった状態を悟られまいとして、質問に対してさまざまな言い訳をしてはぐらかそうとするのが「とりつくろい言動」。ほとんどの場合、自分でもうすうす「おかしい」と感じてはいるのですが、「自分はボケていない」ということを相手に認めてもらおうと、懸命にとりつくろおうとするわけです。

そして、会話中にこの「とりつくろい言動」をするようなら、ほぼ100％、アルツハイマー型認知症と見て間違いありません。先ほども述べたように、アルツハイマー型認知症の記憶障害は近い記憶から順に失われていくのが特徴なのですが、同時にそういう記憶が混乱した状態を必死にとりつくろうのも大きな特徴なのです。

ですから、年老いた親など、近しい人と会話をしていて、「近頃、言い訳がましくなったな」「妙に強がって衰えを否定するようになったな」と感じたなら、それは認知症の要注意サインかもしれません。

先ほどの朝ドラもそうですが、テレビドラマや新聞・雑誌の連載に目を通すのをあれこれ理由をつけてやめたり、頼んでおいた用事を忘れたのに決して非を認めず言い逃れしようとしたり、道に迷ってしまった事実を何とかごまかそうとしたり……。頑迷なまでにこういう態度をとり始めたら、もうかなり衰えが進んだ状態だと思ったほうがいいでしょう。

逆に、自分の脳の衰えを隠そうとすることなく、周りの人にこぼしたりボヤいたりしているうちは、まだそれほど心配ないということになります。すなわち、「近頃、『あれ』『それ』ばかりで、めっきり固有名詞が出てこなくなったんだよなあ」とか、

「最近、もの忘れが増えちゃってねえ、私も歳なのかしらねえ」などと自分から言っているうちはまだ大丈夫。

こうしたことを自分から「話せる」のは、自分の脳の衰えの度合いを客観的に分析できているということであり、それは脳の根幹の機能がまだまだ正常に働いているという何よりの証拠なのです。

## 「頑固な人」「弱音を吐かない人」「強がりを言う人」はなぜボケやすいのか？

もの忘れ外来で日々診療を行なっていると、たまに「どういうタイプの人がいちばんボケやすいんですか」と聞かれることがあります。

認知症の発症には、さまざまな要因が複合的に働いています。そのため「どんなタイプがいちばん……」と聞かれると少々答えづらい面もあるのですが、私の長年の診療経験を振り返って考えると、おのずとひとつの「ボケやすい典型的なタイプ」が頭に浮かんできます。

それは「頑固な人」です。

ひと口に頑固と言ってもいろいろなタイプがあると思うので、もう少しつけ加えておきましょう。

「自分の非を認めない人」「他人の言葉に耳を貸さない人」「意地っ張りな人」「決して弱音を吐かない人」「他人に弱みを見せない人」「プライドが高くていつも強がりばかり言っている人」……このようなタイプの人が脳の衰えが進みやすい傾向が高いのです。みなさんのお知り合いにも、こういった頑固タイプの方がいらっしゃるかもしれませんね。


なぜ、頑固がいけないのか。これもいろいろな要因があるのですが、私がもっとも脳の衰えへの影響が大きいと見ているのは「頑固な人は『白黒思考』をしがちだ」という点です。

白黒思考とは、何でも「白か黒か」「よいか悪いか」「勝ちか負けか」「100かゼロか」の両極端に分けて考えてしまう思考パターンのクセ。白と黒の中間のグレーゾーンで妥協することができず、「こっちがいいに決まっている」「ひとつでもダメなら全部ダメだ」「相手からなめられたら負けだ」「一度でも失敗したらみんなオワリだ」といった考え方をする傾向が強いのです。

そして、この白黒思考でものを考えていると、小さな失敗やちょっとした不調、気にかかる衰えなどを自分の中でマイナスに捉えがちになります。すなわち、「こんな簡単なこともできなくなったら、自分はもうオワリだ」「もの忘れが増えてきたから、自分は認知症に違いない」「こんな病気になったら、自分はもう生きている価値がない」といったように、事あるごとに自己否定をして、不安感や焦燥感をふくらませてしまうのです。

常日頃からこういった考え方をしていると、ストレスがたまって脳疲労やうつ病が進みやすくなります。また、その脳疲労やうつ病が、認知症を発症させるリスクファクターとなる可能性もあります。このように、白黒思考は、脳の衰えをたいへん進ませやすい思考パターンだと言えるでしょう。

また、白黒思考をしがちな頑固な人には、「自分の弱みを他人に知られること」を極端に嫌う傾向があります。なかには、「弱いのがバレたら身の破滅だ」「この弱みを誰かに知られてしまったら、自分はもう一巻の終わりだ」と思い込んでいるような人も少なくありません。

わたしたち日本人には、周りの仲間や世間から「あいつは弱いやつだ」「力の劣った落伍者だ」と見られるのを非常に怖れる傾向があります。とりわけ、頑固タイプの方々にはそうした思いが強く、自分の弱さが周りにバレてしまうのを常に予防線を張って警戒している面があるのです。もし、弱みを知られでもしたら「あいつは無能なやつだ」「あいつはもう人間としてオシマイだ」というレッテルを貼られるんじゃないかと心配しているわけですね。

だから、このタイプの方々は、認知症やうつ病で自分の脳機能が低下してきたことを徹底的に隠し通そうとします。先述の「とりつくろい言動」もそうですが、強がりを言ったり言い訳をしたりして平静を装い、何とかごまかそうとするのです。おそらく、脳の機能低下などという「大きな弱み」を白日の下にさらされでもしたら最後、ずっと守り抜いてきた自分の牙城《がじょう》が一気に崩れ去ってしまう、そんな恐れを抱いているのかもしれません。

当然ながら、こうした方々は周りの人が「医者に行こう」と勧めても頑《がん》として聞く耳を持ちません。いくら家族から「頑固だ」「意地っ張りだ」と責められても決して動こうとせず、そうこうするうちに受診や治療のタイミングを逃《のが》してしまい、認知症やうつ病を重い状態にこじらせてしまうわけです。

みなさんの場合はいかがでしょう。

内心〝自分もこういう頑固タイプに当てはまるかもなあ〟と思っている方もいらっしゃるのではないでしょうか。

そういう方は、いまのうちから白黒思考をするクセを改めていくようにするといいでしょう。白黒思考を改善するには認知行動療法などの方法が有効ですが、これについては後ほど改めて述べることにします。

それと、なるべく若いうちから「弱く見られること」に慣れておくことが必要かもしれません。たとえば、自分の欠点や弱点を笑い話にして他人に語ってみるのもいいし、失敗をしたり恥をかいたりしたときに、ぺろっと舌を出して笑って場をなごませるような愛嬌やおちゃめさを身につけるのもいいと思います。

私はそういうふうに「弱く見られることに免疫がある人」こそが本当に強い人なのだと考えています。

弱音を吐いたっていい、失敗したって恥をかいたっていい、それにボケたって別に命をとられるわけじゃない。歳をとれば誰だって衰えるんだから、そんなに気にしなくていい……それくらい開き直っておおらかな考えでいるほうが、じつは脳も体も健康に長持ちするものなのです。

とにかく、脳のためには、ガチガチの重いヨロイで身を固め、頑固に強がりながら自分の弱さを守っていくよりも、重いヨロイを脱ぎ捨てて、自分の弱さを外にさらけ出して身軽になってしまうほうがずっといい。

「弱く見られても気にならない柔軟な考え方」ができるようになれば、脳の風通しは見違えるようによくなることでしょう。そうすれば、たとえ強風や嵐に見舞われてもやわらかくしなやかに対応していけるはず。そして、その「やわらかな強さ」こそが、歳をとってから自分を守る大きな強みになっていくのです。

## チコちゃん、そんなに叱らないで! 脳にとって、「ボーッと生きてる」ことは大事なんですよ!

NHKの人気テレビ番組『チコちゃんに叱られる!』では、おかっぱ頭の5歳の女の子・チコちゃんが素朴な疑問に解答できないゲストに対し、「ボーッと生きてんじゃねーよ!」の決めゼリフを放ちます。

でも、脳科学者として、私は声を大にしてチコちゃんに言いたい。

「じつは、『ボーッとすること』は、脳にとってとても大事なんですよ」――と。人間、ボーッとしているくらいの余裕がなきゃダメ。それに、ボーッとする時間もないようなせわしい日々を過ごしていると、脳の疲労が進みやすく、いずれうつ病や認知症などの困った事態に発展していく可能性だってあるのです。

では、いったいなぜ、脳にとって「ボーッとする時間」が大切なのかをご説明しましょう。

かつては研究者の間でも「何もせずにぼんやりしているときの脳は、どうせたいした働きをしていないだろう」と目されていました。チコちゃんならずとも、みなさんにも「ボーッとすること」に対して「脳を働かせていない」「仕事をサボっている」といったイメージを重ねている方はきっと多いですよね。

ところが、違ったのです。アメリカ・ワシントン大学のレイクル教授は、脳にはぼんやりしているときにこそ逆に活性化する部分がいくつかあり、脳内でネットワークを形成していることを発見したのです。この脳内ネットワークは、読書や計算などの意識的作業に集中しているときには活動が低下し、何もせずにぼんやりしているときには活発に働くようになっていて、「デフォルトモード・ネットワーク」と名づけられました。

そして、研究が進むにつれ、このぼんやり時の脳活動がたいへん重要な役割を果たしていることが明らかになってきたのです。

デフォルトモード・ネットワークが働いているときの脳は、パソコンで言えば、操作をすればいつでも作業に戻れる「スタンバイ」の状態のようなもの。また、車で言えば、停車中、エンジンがかかっていていつでも発進することができる「暖機運転」の状態のようなものでしょう。ただ、ボーッとスタンバイしている間、何もしていないわけではありません。デフォルトモード・ネットワークの稼働中は、さまざまな脳内整理作業が行なわれています。

たとえば、過去に起こった出来事を反芻《はんすう》したり、これから起こり得るであろう未来をシミュレーションしたりして、ぼんやりしながら「いまの自分が置かれている状況」をモニタリングしているのです。ボーッとしているときにアイデアがひらめいたり企画を思いついたりすることが多いのも、このモニタリング・システムがさかんに働いているおかげだとされています。

さらに、こうしたデフォルトモード・ネットワークの機能は、言うなれば、わたしたちの脳が「本来の自分」を見失うことなく「いつも通りの状態」を保っていくために欠かせないシステムなのです。ここでは詳しい解説は避けますが、このデフォルトモード・ネットワークのモニタリング機能を低下させてしまうと、脳が「いつも通りの状態」を維持できなくなり、認知症やうつ病につながりやすくなっていくことも分かっています。

つまり、わたしたちが認知症やうつ病から身を守っていくには、普段からなるべく「ボーッとする時間」をとり、デフォルトモード・ネットワークを働かせていくことが不可欠。日頃、わたしたちは仕事や作業をして忙しく頭を使っているときのほうが「脳にとっていいことをしている」と思いがちですが、実際はまったくの逆で、脳にとっては何もせずにボーッとしていることのほうが重要だったというわけですね。

ですから、私は声を大にして「ボーッと生きること」の名誉回復に力をつくしていきたいと思います。

本当に、一日一日をせわしなく生きている人を見ると、(チコちゃんとは正反対に)「ボーッとする時間くらい持てよ!」と叱りつけたくなるくらい……。そう、何もかもがスピーディーに進んでいく世の中だからこそ、わたしたちの脳にはボーッとする時間を過ごすだけの余裕とゆとりが必要なのです。

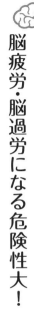

## 「○○しなきゃ」といつも時間に追われている人は、脳疲労・脳過労になる危険性大!

もの忘れ外来には、まだ30代、40代の年齢だというのに来院される方々も少なくありません。驚かれる人も多いと思いますが、10年くらい前から、こういう若い世代の受診者がじわじわと増えてきたのです。

その多くは普段サラリーマンやOLとして活躍している方々。どの人も「最近、うっかりミスが多くなった」「もの忘れが増えた気がする」「意欲がなくなった」「気分が落ち込む」といった症状を訴えていて、なかには、髪はボサボサで、顔色が悪く、目の下にクマをつくって、生気すら感じられないような疲れ切った様子で来院する人もいらっしゃいます。

これらの方々は、脳疲労、あるいは脳過労です。

私は、日々の過酷な労働やストレスなどによって脳を疲弊させてしまい、さまざまな不調症状を訴えるようになってしまった病態を脳疲労、さらに、その疲労が慢性的となり、脳機能が深刻に低下してしまった病態を脳過労と呼んでいます。脳過労の状態になると、うつ病を併発することも少なくありません。

脳疲労や脳過労の方々に共通するのは、とにかく毎日仕事に追われ、時間やストレスに追われて、「やらなければならないこと」を次から次へと忙しくこなしている点です。また、最近はスマホやパソコンの依存的な過剰使用によって脳を疲れさせてしまっているケースも目立ちます（このケースに関しては、後の章で詳述します）。こうしたオーバーワークにより、前頭葉をはじめとした脳の機能が疲弊し、活性レベルが全体的にダウンしてしまっているのです。

なお、脳疲労・脳過労には、前の項で紹介したデフォルトモード・ネットワークの機能低下も大いに影響しています。

考えてもみてください。毎日、息つく暇もないくらいに忙しく仕事や時間に追われていたら、到底ボーッとしていることなんかできませんよね。

そもそも、デフォルトモード・ネットワークはぼんやりすることによって脳を休ませる働きも担っています。ところが、日々ボーッとする時間もないくらいに忙しい生活を送っていると、デフォルトモード・ネットワークの働きが低下し、脳を十分に休ませることができなくなって、どんどん脳に疲労がたまっていくようになるのです。こういった脳のオーバーワーク、みなさんの中にも心当たりがある人がいらっしゃるのではないでしょうか。

それともうひとつの、脳疲労・脳過労に陥る人の大きな共通項が「まじめ」という点です。

とにかく、仕事にもプライベートにもまじめに取り組んで、何事も規則通り、手順通りにキッチリと行なう。また、自分が言われたことや与えられた仕事は完璧に行なわないと気が済まない。そして何より、いつも「○○でなければならない」「○○すべきだ」という考えに縛られて行動する傾向が目立ちます。

じつは、こうした思考や行動のパターンは「シュド思考」と呼ばれ、より脳を衰えさせやすい考え方のひとつなのです。

英語では「○○すべき」を「should」を用いて表現しますよね。あの「シュド」から来ていて、常に「○○しなくてはならない」という思いにとらわれて、時間を惜しんで気ぜわしく行動をするのが特徴。たとえば、目の前にやるべきことがないと不安になる人やスケジュール帳がびっしり埋まっていないと気が済まない人は、「シュド思考」にとらわれている可能性が高いと言えるでしょう。

先に紹介した「白黒思考」とも少し似ているのですが、こうした「シュド思考」に縛られて行動をしていると、仕事でもプライベートでも何か事あるごとに「○○でなければならない（のにそうならない）」「○○すべき（なのにできない）」といった矛盾に悩まされることになります。すると、「どうしてうまくいかないんだ」というストレスやフラストレーションをため込みがちになり、そのうちにだんだん自分で自分を追い込んでいってしまい、あげくの果てに脳をどうしようもなく疲弊させてしまうようになるのです。

ですから、いつも「〇〇しなきゃ」という思いに縛られて行動している人、いつも時間や仕事に追われているまじめな人は、脳を疲労させすぎないよう十分に注意を払っていく必要があるのです。

私は、脳疲労・脳過労の方々には、「とにかく、1日の中で5分だけでもいいから、何もせずにボーッとする時間をつくってください」とアドバイスしています。スマホやテレビも観ず、他人の邪魔が入らないところで5分間、ひたすらぼんやりと時間を過ごすのです。別に瞑想をしなくてもOK。次から次に頭に浮かんでくる想念の波に漂うように身を任せていればそれで十分です。最初のうちはたった5分でも何かをしたくてそわそわしてしまうかもしれませんが、だんだんボーッとした時間を過ごすことに慣れてくることでしょう。

これが身についてくれれば、デフォルトモード・ネットワークの働きも回復してきますし、次第に仕事や生活に気持ちのゆとりを持って臨めるようになっていくはず。実際に、「時間に追われる感覚がなくなった」「自分のふがいなさに対してイライラしなくなった」「毎日のリズムに少し余裕を持てるようになった」という方が少なからずいらっしゃいます。

現代では、とても大勢の人が来る日も来る日も仕事に追われ、時間に追われて忙しい日々を過ごしています。脳疲労・脳過労の落とし穴にハマる危険は、誰の身にもあり得ると言っていいでしょう。

だから、ぜひみなさんも「何もせずにボーッとしている時間」を大切にして、余裕とゆとりのある生活を心がけていくようにしてください。そして、脳にできるだけ疲れをため込まないようにしていきましょう。

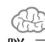

# 「自分は仕事ができる人間だ」と思っている人は脳血管性認知症に気をつけたほうがいい

突然ですが、みなさん、次のような性格や行動がご自分に当てはまりませんか？
ちょっとチェックしてみてください。

□ 負けず嫌いで競争心が強い
□ せっかちで、目の前の物事の進み具合が遅いとじれったく感じる
□ いつも仕事に追われている
□ ちょっとしたことでイライラしたり怒ったりすることが多い
□ まじめで責任感が強い（と他人から言われる）
□ 自信家で、自分が正しいと思ったことは妥協せずに貫き通す
□ 出世欲・成功欲が強い

□　話し方が速い
□　並んで順番を待つのが嫌である

いかがでしょう。じつはこれ、「A型気質」「タイプA」と呼ばれる行動パターンのチェックリスト。A型と言っても、血液型とはまったく関係ありません。「A」はアグレッシブ（Aggressive）から来ていて、こうした項目が該当するような「せっかちで競争心が高い人」は、脳卒中や心筋梗塞などの、突然の血管トラブルを起こしやすいとされているのです。

これを提唱したのは、アメリカの医師・フリードマン。いつも神経をピリピリさせてせかせかと時間に追われていると、自律神経が緊張しっぱなしになるため、血流が滞りがちになり、血圧や心拍数が高くなって、血管が収縮しやすくなります。そのため、脳や心臓の血管が閉塞しやすくなり、脳卒中や心筋梗塞のリスクがぐっと高まってしまうというわけです。

突然の脳卒中に見舞われた有名人としては、田中角栄さん、西城秀樹さん、長嶋茂雄さんなどが代表的でしょう。

脳卒中などの血管トラブルでは、しばしば後遺症が引き起こされます。すると、体が不自由になってしまうだけでなく、言葉も不自由になってしまうのです。田中角栄さんも長嶋茂雄さんもA型気質の代表格で、もともとは非常にカリスマ性があるユニークな言葉を使う方々でした。ところが脳卒中の後遺症で、失語症という状態に陥ってしまいます。失語症になるとコミュニケーション能力が低下して、自分の考えや気持ちを言葉で相手に伝えることが不自由になってしまいます。失語症が、彼らの華やかな人生を寡黙にしてしまったのです。

さらに、おふたりのケースとは異なりますが、脳卒中が繰り返されると、脳血管性の認知症になるリスクが高くなります。

脳血管性認知症は、認知症全体の20〜30％を占めていて、脳梗塞、脳出血、くも膜下出血などの脳血管障害によって引き起こされます。脳の血管が詰まったり出血したりすると、脳の細胞に栄養や酸素が送られなくなり、細胞が壊死《えし》に追いやられます。

すると、その部分の脳細胞が担っていた機能が失われ、さまざまな認知症の症状が現われるようになるのです。

それに、A型気質の人は、たとえ脳卒中などの急性期トラブルに見舞われなかったとしても、じわじわと慢性的に脳を衰えさせてしまうリスクが高いと言わざるを得ません。その理由は、A型気質の人はたいへんストレスをためやすく、うつ病や脳疲労・脳過労に陥るリスクが高いからです。

さっきのチェックリスト項目をもう一度見直してみてください。仕事という観点から見ると、出世欲が強く、自信にあふれ、責任感も強く、時間を惜しんでいつも仕事に飛び回っている……、そんな「仕事がバリバリできる人物像」が浮かんでくるのではないでしょうか。

しかし、そういうタイプは、裏を返すとストレスに弱いのです。

たとえば、「仕事に追われる」「責任感が強い」「妥協しない」などに当てはまる人は、困難なタスクを自分の力で何とかしようと、普段から大きなプレッシャーにさらされ、エネルギーのかなりのパーセンテージを仕事に注ぎ込んでいると考えられます。そういう人は仕事の身体的・精神的ストレスを自分ひとりで抱え込みがちで、心身に疲労をためやすい傾向があるのです。そのため、連日のハードワークによって脳疲労・脳過労になったり、何らかの失敗をきっかけに自信を失ってうつ病になったりすることも少なくありません。

このように、A型気質の人は、一見すると仕事ができて心身ともに強そうなのですが、脳の衰えやすさという点で見ると、多くのもろさを抱えていて、たいへんリスキーなところがあるのです。

ですから、A型気質に当てはまり、なおかつ「自分は仕事ができる強い人間だ」という自覚がある人は、現在仕事をしているかいないかにかかわらず、脳血管性認知症をはじめとした脳の衰えに注意を払っていくべきでしょう。定年後で「もう仕事は関係ない」という人でも長年の疲れが相当蓄積しているはずですし、まだ年齢が若い人もいまのうちから気をつけておいたほうがいいと思います。

具体的に何に気をつければいいかと言うと、血圧の値や血管の傷み具合が大きく影響してくるので、定期的に血管の健康診断をして、そのうえで医師の指示に従って食事などの生活習慣を改めていくべきです。脳ドックを受けられればベストですが、気軽に相談できるかかりつけの医者を持って、1年か半年ごとに血管のコンディションを診てもらうようにするといいでしょう。

とにかく、脳の衰えを防ぐには、脳の血管を衰えさせないことが非常に大切なのです。バリバリと精力的に仕事をこなして出世街道を邁進していくのもいいですが、万が一、「脳卒中を起こして認知症の後遺症が……」なんてことになったらたいへんです。チェックリストの項目がいくつも当てはまった方は、怠りなく手を打つようにしていきましょう。

## えっ、中年太りの人は将来、認知症になるリスクが大きくなる!?

「奥村先生、太っている人とやせている人とでは、将来どっちがボケやすくなるんですか?」

私は、あるテレビ番組のプロデューサーから、こんな質問を受けたことがあります。

そのとき、私は少しドキッとしました。

その理由を白状してしまうと、私の体型はおなか周りにでっぷりと脂肪がたまった中年太り。なおかつ、多くの研究機関から「中年太りの人は、将来、認知症になるリスクが大きい」という報告が出ているのを知っていたからです。

たとえば、肥満大国・アメリカでは、約7000人の被験者を40代から平均36年間追跡調査をして、「中年期に肥満だった人は、老後、認知症になりやすかった」という結果報告が出ています。また、同じアメリカのウィットマー医師らは「中年時代に皮下脂肪が厚かった人は、将来ボケやすい」と報告していますし、フィンランドの研究でも、「中年期にBMIが30以上の肥満者は、BMIが25以下の人に比べて、熟年期の認知症発症リスクが2・4倍になる」という結果が出ています。こういうふうに、（私を含めて）世の中年太りの人たちが愕然《がくぜん》としてしまうような研究報告がいくつも発表されているのです。

まあ、こうした海外の研究報告を、人種も体型も違う日本人にそのまま当てはめるのは多少の無理があるのかもしれません。

しかし、ここでいちばん注目をしていただきたいのは、認知症の発症に影響しているのが「歳をとってからの体型」ではなく、「中年期の体型」であるという点。このことは、認知症を発症させるリスクファクターが、40代、50代の働き盛りの時期に確立されていることを示しています。

すなわち、中年の時期にどのような生活をするかが、将来、認知症になるかどうかを決定している可能性があるということ。認知症をもたらしかねないリスクの〝芽〟は、とても早い時期から出ていて、中年の時期に「その〝芽〟を大きくしてしまうかどうか」といったところが、将来、認知症になるかどうかを分ける重要ポイントになっているわけです。

みなさん、これって、けっこう怖ろしいことだと思いませんか？

世の働き盛りの方々は、「認知症？　ハハハ、そんなの自分にとってはずっと先の話だよ」とおなかを抱えて笑っているかもしれません。でも、その中年太りのおなかでは、もうすでに認知症の〝芽〟がすくすくと育っているのかも……。うわぁ、そう考えると、なんかホラーみたいですね。

もちろん、あまり怖がりすぎるのもいけないと思います。

ただ、世の中高年世代は、「決して他人事ではなく、自分の身にも認知症のリスクが迫っているかもしれないんだ」ということを、もっとリアルに感じたほうがいい。そして、将来の認知症を避けるために、いまからできる予防対策をどんどん実践していく姿勢でいるべきでしょう。

とりあえず、私も、予防対策のひとつとして「おなか周りにたまった脂肪をなるべくすっきりさせること」を目標に掲げてみようと思います。もしよかったら、肥満体型の中高年世代のみなさんもご一緒にいかがでしょう。私と共に「認知症予防ダイエット」を始めてみませんか？

## 「見た目」は脳の若さを反映する。もし急におしゃれやファッションに構わなくなったら要注意！

前の項で体型の話をしたので、外見つながりで「見た目と脳の衰えの関係」について触れておきましょう。

みなさんは、「歳のわりに脳が若い有名人」と言われたら誰を思い出すでしょう。私なら、女性なら吉永小百合さん、男性なら加山雄三さんやタモリさんが浮かびます。みなさん、けっこういいお歳ですが、テレビやステージ、スクリーンで大活躍されてますよね。どの方も見た目がお若いのはもちろん、頭の回転も速く、言葉も淀みなくスラスラと出て、かなり若い脳をキープしていると推察されます。

じつは、「脳が若い人は見た目も若い」というのは、脳科学の世界ではすでに常識のようなものなのです。脳が若い人はファッションも若々しくてセンスがあるものを選ぶ傾向がありますし、姿勢や身のこなしを若々しく保つことにも注意を払う傾向があります。それに、脳が若いといろいろなことに興味を持ったり前向きにチャレンジをしたりするため、目がきらきらと輝くようにもなります。

このため、私は「人の若々しさは脳から生まれる」と確信しています。脳を若く保っていれば、体の調子もよく、日常のさまざまなことから刺激を受けて、老けにくく若々しい心身をキープしていけるものなのです。

逆に、脳を衰えさせてしまうと、その調子の悪さもてきめんに見た目の印象に表われてくることになります。

実際、もの忘れ外来にいらっしゃる患者さんにも〝ああ、この方はもう自分の見た目にまったく構っていないんだな〟とひと目で分かる状態で来訪される方が少なくありません。まだ若い女性だというのに、髪はボサボサで、化粧もせず、服装はスエットやジャージといった部屋着のまま……。このように、自分をおしゃれに着飾ったり、自分をよりよく見せようとしたりすることに、興味や関心を示さなくなってしまうケースが多いのです。

こうした傾向は、人や病状により差はあるものの、脳疲労・脳過労、うつ病、認知症のいずれの場合にも見られます。

脳が老化したり衰えてきたりすると、前頭葉の機能が低下して、だんだんおしゃれやファッションに興味がなくなってくる。すなわち、「自分の印象や自分のポジションをキープするために、他人や社会に対して自分のことを少しでもよりよく見せよう」という気持ちがなくなってきてしまうのです。

ですから、もし家族や友人、同僚などの身近な人が、急に身なりをきちんと整えなくなってきたり、服装やおしゃれに構わなくなってきたりしたなら要注意。脳疲労・脳過労、うつ病、認知症……何らかの原因によって脳の衰えが進んでいる可能性が高いと見ていいでしょう。

とにかく、見た目の劣化は脳の衰えの危険信号。「自分の見た目をよりよくしよう」という気持ちを持ち続けることは、脳を健康に維持していくうえで非常に大切なのです。ぜひみなさん、見た目向上への貪欲さを失うことなく、日々がんばってできるだけ若々しさをキープしていきましょう。

# アミロイド-βは40代からたまり始めている!? 中年や若者も「脳の衰え」に気をつけなきゃダメ！

脳の衰えというものは、高齢になってからどっと進むわけではありません。もちろん、高齢になればなるほどリスクは大きくなるのですが、じつはそのリスクはけっこう若い時分からスタートしています。最初のうちは小さかったリスクが、長い年月をかけて少しずつふくらんで、いつしかとんでもない大きさに育ってしまうようになるわけです。

認知症にしても歳をとってから急に進むわけではありません。

たとえば、アルツハイマー型認知症は60代後半から70代にかけて発症する人が多いのですが、アルツハイマーの原因物質であるアミロイド-β《ベータ》は、40代あたりから少しずつたまり始めることが分かっています。40代からたまり始めたアミロイド-βが、20年、30年の月日をかけてじわじわと蓄積していき、高齢になったときにさまざまな問題を引き起こすようになるわけですね。

それに、「前頭葉の萎縮」もかなり早い段階からスタートしている場合が多い。認知症と診断された高齢者には、ほとんどの方に前頭葉の萎縮が見られます。ただ、その萎縮は、60代、70代になってから急に縮み始めたわけではなく、中年くらいの時期からじわじわと縮んでいることが多いのです。

私のもの忘れ外来では、脳ドックを受けに来る方もたくさんいらっしゃいます。脳の萎縮傾向はMRI撮影によってチェックするわけですが、健康にこれといった問題がない40代くらいの方でも、「歳のわりに萎縮が進んでいるな」ということがけっこうめずらしくありません。

いったいなぜ、若いうちから脳の萎縮が進んでしまうのか。その要因はいろいろ考えられますが、なかでも大きな影響をもたらしているのが精神的・肉体的ストレスです。強いストレスにさらされると、そのストレス危機を乗り越えようとするためにコルチゾールというホルモンが分泌されます。ただ、このホルモンには「神経毒」のように働く一面があり、これによって脳の神経細胞がダメージを受け、萎縮が進んでしまうことが多いのです。

さらに、こうした「ストレスによる前頭葉の萎縮」をどっと加速させてしまいかねないのが、うつ病や脳疲労・脳過労です。うつ病や脳疲労・脳過労になると、脳は、ストレス、疲労感、不安、うつうつとした気分に四六時中さいなまれているような状態に陥ります。するとコルチゾールも大量に分泌され、脳に相応のダメージを与えることになります。すると、それだけ脳の萎縮が進みやすくなり、認知症のリスクを大きくしてしまうことになるわけです。

ですから、60代、70代以上の高齢者だけでなく、中年世代も、若者世代も、みんなが脳の衰えに気をつけていかなくてはならないのです。

みなさんご存じのように、うつ病や脳疲労・脳過労に見舞われるのはなにも高齢者だけとは限りません。仕事などのストレスが多い中年世代はもちろんのこと、20代、30代の若者たちにも多くのストレスを抱えてうつや脳疲労の症状に悩まされている人がたくさんいます。

そういう心当たりのある方々は、どんなに年齢が若かったとしても「自分は認知症のハイリスク者だ」と自覚しておくほうがいいと思います。そして、将来、みすみす脳を衰えさせたくないのであれば、なるべく早い段階から予防対策を行なってリスク回避に努めていくべきでしょう。

つまり、これからは年齢や世代にかかわらず、誰にとっても脳を衰えさせないためのリスクマネジメントが必要なのです。

このPART1では、私のもの忘れ外来での経験や脳科学の知見をもとに、どのような考え方や行動が脳を衰えやすくするのかを見てきました。

頑固、まじめ、意地っ張り、強がりを言う、弱音を吐かない、白黒思考、シュド思考、せっかち、自分の意見を曲げない、仕事をバリバリがんばる、時間に追われる、ぼんやりする暇すらない、中年太り、見た目に構わなくなる……。ざっと並べただけでも、どんなことが脳を衰えさせるリスクになるのかがなんとなく見えてきたのではないでしょうか。

繰り返しますが、認知症のリスクはかなり年齢が若いうちから始まっています。そのリスクを年月とともに大きくしてしまうか、小さくすることができるかは、みなさんがいかに自分で自分をマネジメントできるかにかかっています。

だからみなさん、どんな行動や考え方が認知症につながりやすいのか、どんな習慣が脳を衰えさせやすいのか、リスクをしっかりと見極めて、日々リスクマネジメントをしていきましょう。そして、将来のリスクをできるだけ回避して、末永く幸せな人生を送っていくようにしましょう。

# PART 2

# 日本人は世界でいちばん「脳が衰えやすい民族」だった！

―― 長生き・気遣い・まじめ・働きバチ……
日本人らしさと脳の関係性

## 世界でいちばん認知症になりやすいのは日本人。しかも、日本人はうつ病にも脳疲労にも陥りやすい！

この章の最初にズバッと申し上げましょう。わたしたち日本人は「世界でいちばん脳が衰えやすい民族」です。

ダントツのワースト1位だと言っていいでしょう。

こう言われても、すぐには信じられない方もいるでしょう。〝よりにもよってなぜ？〟〝健康意識は高いのにどうして!?〟――そんな声も聞こえてきそうですね。

ここは順を追ってご説明しましょう。

まず前提として、私は「認知症」「うつ病」「脳疲労・脳過労」の3つを「脳の衰えやすさを見極める指標」としています。すなわち、「認知症のなりやすさ」「うつ病のなりやすさ」「脳疲労・脳過労のなりやすさ」がチェックポイントとなるわけですが、残念ながらわたしたち日本人は、この3つのチェック項目すべてでワースト・トップを走っていると考えられるのです。

では、なぜ日本人は脳が衰えやすいのか、3つの指標に沿ってその理由を見ていくことにしましょう。

トップバッターは認知症です。

認知症のリスクファクターに関しては非常にたくさんの研究があります。食生活や暮らし方の民族差から認知症発症率を調べたものも少なくありません。ただ、いろいろなリスクファクターがあるなかでも、認知症においては「やっぱりコイツがいちばん大きな影響を与えているんだな」という最強クラスのリスクファクターがあるのです。

そのリスクファクターが「長生き」です。

長く生きていれば、それだけ脳が衰えやすくなってくるのは仕方のないこと。長く生きれば生きるほどアミロイド-βもたまってきますし、脳全体も萎縮します。長生きをすればするほど認知症のリスクが高くなってくるのは、生きている以上避けられないことなのです。

そこで考えてみてください。日本は世界トップの長寿国ですよね。WHOが2018年に発表した世界長寿国ランキングでも、日本が男女平均84・2歳で堂々の1位になっています。

つまり、世界一長生きの国だから、世界一認知症になりやすいのです。

日本人の寿命はこれからも延びていくでしょう。現在の平均寿命は女性87・26歳、男性81・09歳。今後は高齢者への医療体制が整い、健康や食生活に対する意識もさらに高まってくるでしょうから、きっと、90歳、100歳まで生きる人がめずらしくなくなってくるはずです。

だから、認知症の人も増えて当然。長生きが避けられない以上、日本人は「認知症になりやすい」という運命から逃れられません。もちろん、長生きをするのはよろこばしいことなのですが、それは同時に認知症リスクを大きくすることでもあるのです。

次はうつ病です。日本人は世界でも有数の「うつ病になりやすい民族」だと言われています。

その理由はいろいろあります。くわしいメカニズムについてはこの後の項で述べますが、日本人は遺伝的にセロトニン（P68参照）の利用効率が悪く、「物事を悲観しやすい性質」を受け継いでいるとされています。それに、「規律やルールを重んじるきまじめな国民性」や「他人の目や評価を気にする神経質な国民性」も日本人のうつ病のなりやすさに影響をもたらしているとされます。

しかも、現代は右を向いても左を向いてもストレスの種ばかり。日本人にはストレスを自分ひとりで抱えがちな人が多く、精神的にいっぱいいっぱいになったあげくうつ病になっていくケースが跡を絶ちません。さらに、日本人には先の章で紹介した「白黒思考」や「シュド思考」をする人が多く、そういう融通のきかない考え方のクセがよりいっそうのストレスを呼び込んでいる傾向もあります。

こうしたさまざまな点から見て、わたしたち日本人がうつ病になりやすいのは疑いようがないのです。

私のクリニックにも毎日うつ病の患者さんが大勢いらっしゃっていて、年々増加傾向にあります。近年は60代、70代の高齢でうつ病になる方が目立ってきているのですが、うつ病に関しては老若男女関係なく、いつ誰が陥ってもおかしくない状況にあると思います。

ですから、わたしたち日本人は、誰しも「うつ病になりやすい素因を備えているんだ」ということをしっかり認識したほうがいい。そのうえで、うつ病に対してしっかり予防線を張っていかなくてはならないのです。

3つめのリスク指標は、脳疲労・脳過労です。

日本人は世界中の人々から「働きバチ」だと言われています。

みなさんご承知の通り、これは勤勉さを称賛するというよりも、揶揄《やゆ》的な意味合いを含んだ表現。おそらく、海外の人たちからすれば、「どうして日本人は来る日も来る日もあんなに長時間身を捧げて働くことができるんだ」と不思議な生き物でも見るような感覚なのでしょう。

とにかく、いかに「働き方改革」が実行されたにしても、わたしたちは働き詰めに働くことをあまり苦にしない民族なのだということ。そして、それだけ働いていれば体も脳も疲労しますし、疲労が限界に近づいていてくれば脳疲労や脳過労に陥る人も出てきます。だから、働きバチの日本人が脳疲労・脳過労になりやすいのも、ある意味当然の話なのです。

それに近年の日本人には、仕事で「働きバチ」をしている時間だけでなく、仕事をしていない時間も脳を酷使している人が少なくありません。すなわち、ちょっと手が空いたときや移動の時間、帰宅後のリラックスタイムなどにすかさずスマホやタブレットを取り出して情報をやりとりしている人が多い。なかには、心身が疲れきっているのに、睡眠時間を削ってスマホをしている人もいます。こうしたスマホ依存の傾向も、日本人の脳疲労や脳過労を進ませている大きな原因のひとつと考えられるのです。

ともあれ、このように日本人は「認知症」「うつ病」「脳疲労・脳過労」の3つのなりやすさにおいていずれも世界トップクラスであり、これにより「世界でいちばん脳を衰えさせやすい民族」と断言することができるわけです。

私は、日本人はみんな「脳を衰えさせやすいという宿命」を背負って生きているようなものだと思っています。

でも、だからこそわたしたちは、みすみす脳を衰えさせてしまうことのないように、自分の脳と賢くつき合っていかなくてはなりません。すなわち、普段から脳を衰えさせない考え方や行動、生活習慣を心がけつつ、これからの人生の道中でがんばって宿命を跳ね返していかなくてはならないのです。

## 日本人は誰しも一生に一度はうつになる!?

ほとんどの日本人は一生に一度はうつになる――。私は長年の診療経験からそのように考えています。

もちろんこれは、全員が要治療レベルの「うつ病」と診断されるということではありません。ただ、もっと軽めの「うつ状態」「軽症うつ」「プチうつ」というくらいの段階を含めれば、たぶん、ほとんどの人が一生に一度か二度は経験していることになるのではないでしょうか。

それくらい、うつはわたしたち日本人の身近にあるものなのです。

いったいどうして日本人はうつになりやすいのか。その理由のひとつに、祖先から代々受け継いできた遺伝子が関係しているという説があります。

みなさん、セロトニンという言葉を聞いたことがあるかと思います。これは、情動の安定やストレスの抑制に深く関係している脳内物質。このセロトニンが不足すると、情緒が不安定になったりうつ病になったりすることが知られています。つまり、うつになりやすいかどうかには、脳内でどれだけの量のセロトニンを使えるかが大きく影響しているわけです。

なお、このセロトニンは「セロトニン・トランスポーター」というたんぱく質によって運ばれています。セロトニン・トランスポーターには3つの遺伝子型があって、どのタイプの遺伝子型を持っているかでセロトニンを輸送できる運搬量やストレスに対する許容力・耐久力が決まってくるのです。

その遺伝子型をわかりやすく紹介すれば、「ストレスに強い能天気タイプ」「普通レベルタイプ」「ストレスに弱いくよくよタイプ」の3つ。つまり、能天気タイプの人はセロトニンを一度にたくさん運べる遺伝子を受け継いでいるからストレスに強く、くよくよタイプの人はセロトニンを一度に少ししか運べないからストレスに弱いということになるわけです。

そして、わたしたち日本人は、大多数が「ストレスに弱いくよくよタイプ」だとされているのです。すなわち、遺伝的にストレスに打たれ弱く、ちょっとしたことですぐにくよくよする性質を受け継いでしまっていることになります。

ちなみに、ラテン系の国の人には「ストレスに強い能天気タイプ」が多いとされています。実際、イタリア、スペイン、ポルトガル、ブラジル、アルゼンチンなど、ラテン系の国の人には陽気でカラッと明るく、小さなことはあまり気にしないというイメージがありますよね。

そう言えば、サッカーのワールドカップなどを観ていても、日本の選手は先制されて劣勢に立たされるとすぐに下を向いてしまいますが、ラテン系のチームの選手には劣勢に立たされてもそんなに動じず、したたかに闘っていく強さがあるような気がします。セロトニン・トランスポーターの違いは、わりとそういう勝負強さにも影響しているのかもしれません。

ともあれ、日本人がうつになりやすいのには、こうした遺伝的な要因が影響している可能性があるわけです。

しかし、「くよくよ遺伝子」を受け継いでいるからといって、そう悲観的になることはないと思います。「くよくよ遺伝子」を持っていても「災い転じて福となす」の人はたくさんいますし、こうした遺伝素因はその人が育った環境や積み重ねてきた経験によっても大きく変わってきます。

それに、そもそもストレスに対して悩み、考えることは、別に悪いことではありません。悩んだり考えたりするのは、自分をより大きく成長させるために必要なこと。むしろ、「物事に対して深く悩むことのできる性質」を受け継いだとプラスに捉えるほうがいいのです。

もっと言えば、こういう性質を受け継いできたからこそ、わたしたち日本人はとびきり繊細で内省的な文化を築いてこられたのではないでしょうか。そういう点では、この「悩み深き性質」を受け継いだことをわたしたちは誇りに思ってもいいのかもしれませんね。

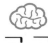

## 「周りが残業していると、自分だけ先に帰れない……」「空気読みすぎ人間」は脳疲労しやすいのでご用心！

みなさんは「周りの空気」を読んで行動をするほうですか？　たとえば、仕事で定時の退社時刻を過ぎたのに、他の同僚はみんなまだ忙しそうに残業しているとします。そんなとき、「お先に失礼しまーす」と言って、自分ひとりだけササッと早く帰ることができますか？

日本人なら誰しも経験があると思いますが、こういうときって、めちゃくちゃ帰りにくいものですよね。〝みんながんばっているのに、自分だけ帰っちゃ悪いかな〟〝自分だけ帰ったら、後で他のみんなからにらまれないかな〟といった気遣いや心配をしてしまい、帰りづらさのあまり、会社にとどまって必要のない残業をしてしまう人もいるかもしれません。しかし、こういうふうに必要以上に周りの空気を読んで行動してしまう人は、とても脳を疲弊させやすいのです。

昔から日本人は「集団や仲間との和」を重んじると言われます。学校や会社でも「仕事はみんなと調子を合わせて助け合いながらやるもの」「自分の都合で他の仲間に迷惑をかけてはいけない」と教えられてきました。ただ、こうした心理に染まって働いていると、だんだん「集団内で共有する価値観にみんな従わなければならない」という雰囲気ができてきて、無意識のうちに〝和を乱す者はいないか〟〝ルールを無視する者はいないか〟と相互を監視し合うようになります。

このような、仲間から受ける心理的重圧は「ピア・プレッシャー」と呼ばれています。ピアは英語で仲間、プレッシャーは圧力。ピア・プレッシャーは同化圧力、同調圧力とも訳され、日本の組織や集団においてたいへん働きやすいとされているのです。

もちろん、ピア・プレッシャーはよい方向に働くこともあります。仲間意識を強固にして一丸となれば大きな成果につながることもあるでしょう。ただ、こうした同調圧力が悪い方向に働くと、集団内でお互いをけん制し合い、スタンドプレーが目立つ仲間を警戒したり、ルールに従わない者を仲間はずれにしたりするような居心地の悪い環境ができてしまうことになります。

そうなると、何をするにもいちいち周りの空気を読んで、みんなと合わせなくてはなりません。当然、「自分は違う意見なのに言えない」とか「本当は手を挙げたいけど挙げられない」といった場面も多くなり、嫌々ながら周りと合わせているうちに、どんどんストレスをため込んでいってしまうようになります。

つまり、このように普段からピア・プレッシャーに振り回されていると、人間関係に疲れ果てたあげく脳疲労やうつ病に陥ることが非常に多いのです。きっと、みなさんの中にも心当たりのある方がいらっしゃるのではないでしょうか。

私は、周りの空気を読んで行動しがちな傾向も、日本人が脳を衰えさせやすい大きな理由のひとつだと考えています。

日本は海に囲まれた島国です。自分が暮らしている環境が嫌になっても、そう簡単によそへ逃げることはできません。そういう閉鎖的な島国の集団では、周りから嫌われて仲間はずれにでもされたら生きていけません。

だから、わたしたち日本人には、つねに周りの仲間の発言や行動に目を光らせ、仲間と同調し、集団のルールを守って、自分だけはみ出たり目立ったりしないように気をつける処世術が身についているのかもしれません。言ってみれば、無意識のうちに「悪目立ちすると仲間はずれにされるかも」「みんなと同じようにしていないとヘンな目で見られるかも」といった観念に縛られてしまっているんですね。

もちろん、同じ日本人でも、ピア・プレッシャーの影響を受けやすい人とそんなに影響されない人がいます。空気を読みすぎて疲れてしまう人もいるし、空気を読まずにあっけらかんとしていられる人もいます。

でも、みすみす脳を疲弊させたくないなら、なるべく「空気を読みすぎない方向」「他人に同調しすぎない方向」へと自分をシフトしていくほうが賢明でしょう。

とにかく、いつも「他人のものさし」で動いていては、脳はどんどん疲れていくばかり。ある程度は他人に合わせることも必要なのでしょうが、脳の健康維持のためには「自分のものさし」をしっかり持ち、できるだけ「自分のものさし」を基準にして判断したり行動したりしていくほうがいいのです。

少なくとも、周りのみんなが残業していても、定時になったら「お疲れ様でしたー、お先に失礼しまーす」とサッと席を立ちカバンを抱えて出ていくくらいの〝いい意味でのあつかましさ〟はあったほうがいい。他人や周りに同調しすぎない〝いい意味でのあつかましさ〟は、脳をみすみす衰えさせないために「日本人が備えておくべきスキル」のひとつなのかもしれません。

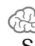

## SNSの意識しすぎはバッドサイクルにハマる危険も！

前の項で述べた「ピア・プレッシャー」にも通じることですが、わたしたち日本人は、周りや他人の目を非常に気にします。

学校、会社、ご近所づき合いなどもそうだと思いますが、常に周りからの視線に注意を払い、群れの仲間たちから自分がどう思われているか、自分がどう評価されているかを過剰に意識するのです。

現代で言えば、ＳＮＳの反応を意識するのも「周りからどう思われているか」を気にする表われのひとつでしょう。ツイッター、フェイスブック、ライン、インスタグラムなどで多くの人とつながり、自分の発信したことがどう思われるか、どう評価されるかをいちいち気にするわけです。

しかし、周りの人たちの視線や反応を意識するにしても、ＳＮＳで見知らぬ他人の書き込みを意識するにしても、あまりに気にしすぎて振り回されるのはよくありません。過剰に意識することは、脳を疲弊させる大きな原因となるのです。

そもそも、他人を変えることはできません。

「他人と過去は変えられない」とはよく言ったもので、他人がどんな言動をしようとも、他人がこちらのことをどう思っていようとも、それをこちらからコントロールすることは不可能です。他人はしょせん自分の思い通りになってくれない存在なのです。

そして、他人からほめられようと期待したり、他人に自分をよく見せようとしたりして他人や周囲を意識しすぎていると、こちらの期待や思惑が見事にはずれたとき、思い通りにいかない結果が不満やストレスを生み、さんざん振り回されたあげくに脳を疲れさせてしまうことになるわけです。

これに関して、ひとつエピソードを紹介しておきましょう。国民栄誉賞受賞者の松井秀喜さんが現役野球選手として活躍していた頃の話です。

当時、松井選手は巨人からニューヨーク・ヤンキースに移籍したばかりで、極度のスランプに陥っていました。ホームランバッターとして期待されて入団したのに、試合では当たりそこねのボテボテのゴロばかり。辛辣《しんらつ》なことで有名なニューヨークのメディアは、そんな松井選手を「ゴロキング」と呼んで連日酷評しました。しかしながら、松井選手はあるインタビューで「こんなにマスコミから酷評されて気にならないのか」と記者から聞かれたところ、平然と次のように答えたのです。

「全然気になりません。記者さんたちが書くことは僕にはコントロールできません。僕は自分にコントロールできないことには関心を持たないことにしているんです」

つまり、松井選手は自分がコントロールできないもの（マスコミの酷評）に心身のコンディションを乱されるのはバカらしいから、周囲の声など気にせず、「自分にコントロールできること」だけに集中しようと割り切っていたのです。松井選手にとって「自分にコントロールできること」とは、日々鍛錬を積んでバッティングの技術や感覚を磨くこと。「周りからどう見られるか」など一切気にせず、目の前の練習や試合に集中しようとしていたわけですね。

近年は、他人や周囲を過剰に意識するあまり、心をすり減らし、脳を疲れさせ、自身のパフォーマンスを落としてしまう人がとても増えている気がします。

ＳＮＳでの自分の評判を気に病む人などはその典型です。よく芸能人のＳＮＳが炎上したなどという話も聞きますが、匿名性の高いＳＮＳでは言葉のやり取りがついつい攻撃的な方向にエスカレートしがち。自分が自信を持って述べた意見を嫌味たっぷりに否定されたり、見ず知らずの他人から心無い中傷を受けたりすることも少なくありません。若い方々の中には、そういった言葉によって傷ついたり落ち込んだりした経験がある人も多いでしょう。

しかし、他人の書き込みは、しょせん自分ではコントロールできないもの。「自分にコントロールできないこと」にいちいち心を乱して振り回されていたら、切りがありませんし身が持ちません。

もともと日本人は「周りにどう見られているか」を気にする民族。でも、だからといって必要以上に意識してばかりいると、脳を疲れさせるバッドサイクルにハマっていってしまうのではないでしょうか。もの忘れ外来にもたまにバッドサイクルにハマってしまった方がお見えになりますが、私はこうした方々には、松井さんのように「自分にコントロールできないこと」と「自分にコントロールできること」をしっかり分けて考える姿勢を持つようにとアドバイスしています。

それに、他人のことは変えられませんが、自分のことは変えることができます。「自分にコントロールできること」に集中して努力をしていけば、松井さんが偉大な成績を残したように、自分のパフォーマンスをよりいっそう向上させていくことも可能でしょう。

そうやって「まず自分が変わっていくこと」が、他人や周囲に振り回されることなく、脳も疲れさせずに、人間関係をうまく構築していくいちばんの秘訣なのかもしれませんね。

## 自分でも気がつかないうちに「脳を疲れさせる見方・考え方」をしていませんか？

日本人は規律やルールを重んじるまじめな国民性だと言われます。ただそれは裏を返せば、いつも「決まり」に従ってばかりで、頭が固く、柔軟性に乏しく、融通が利かないということ。そのせいか、「型にハマったものの見方や考え方」をする人が少なくありません。

なかには、日頃からクセのある見方や考え方をしているせいで、みすみす自分を追い込んでしまっている人もいます。前の章で「白黒思考」や「シュド思考」が脳疲労や脳過労につながりやすいことを紹介しましたが、わたしたち日本人には自分でも気づかないうちにそういった「歪んだものの見方や考え方」をしてしまっている人がけっこう多いのです。

では、ここで「脳を疲れさせる歪んだものの見方・考え方」の代表的なものをざっと挙げておきましょう。

・**白黒思考**……「白か黒か」「全か無か」「善か悪か」「正しいか正しくないか」といった極端な二者択一の見方・考え方をする思考。「あの試験に受からなかったら自分はオシマイだ」「この仕事でしくじったら会社を辞めるしかない」といったように、自分で自分を追い込んでしまうことが多い。

・**シュド思考**……何事においても「〇〇すべき」「〇〇しなくてはならない」と考えて、自分をがんじがらめに縛ってしまう思考。「勝たなければならない……のに負けた」「サボってはならない……のに怠けてしまった」というように、感じなくてもいい負い目を抱いて自分を責めてしまうことが多い。

・**「根拠のない決めつけ」思考**……何の根拠もないのに、自分のイメージでものごとを決めつけてしまう思考。「あの人は自分の悪口を言っているに違いない」「さっきの自分のミスをみんな心の中でバカにしているに決まっている」といったように、他人の心を読みすぎて、かえって自分の立場を悪くしてしまうことが多い。

・**「屈折フィルター」思考**……自分の「色メガネ」「歪んだフィルター」を通してものごとや他人を見てしまう思考。相手と自分を比較して「自分の価値を落とすような要素」をクローズアップしてしまう傾向がある。「なんで自分ばかりこんな目に遭うのか」「自分がこんな境遇なのに、あの人がいい思いをしているのが許せない」といったように、屈折した不満感や不遇感を高めてしまうことが多い。

・**「全部自分のせい」思考**……何か悪いことが起こると、それが自分のせいで起こったかのように思い込み、責任を感じてしまう思考。「売り上げが下がったのは自分のせいだ」「上司の機嫌が悪いのは自分のことを気に入らないせいだ」といったように、勝手に思い込んでストレスをふくらませてしまうことが多い。

・**「どうせ失敗する」思考**……わずかなミスや失敗など、少しでもマイナス要素があると、「これからもどうせ失敗する」と考えてしまう思考。「練習で失敗したから、本番でも失敗する」「朝、コーヒーをこぼしてしまった……今日の仕事はうまくいかないかも」といったように、いたずらに不安を大きくしてしまうことが多い。

・**「いいね」欲求不満**……他人にほめられたり評価されたりすることに意欲的な一方、その承認欲求が満たされなかったときに大きな不満を抱いてしまう思考。「SNSで『いいね』が欲しいのに、誰も見てくれないし評価もしてくれない」といったパターンもこれに当てはまる。「自分はこんなにがんばっているのに、誰も気づいてくれない」「自分はしょせん誰にも評価されていないんだ」といったフラストレーションをふくらませてしまうことが多い。

いかがでしょう。みなさんの中にも「普段、自分もこれに近い考え方をしちゃってるな」と思い当たる方がいらっしゃるかもしれません。

では、脳をみすみす疲弊させないため、歪んだ思考パターンを変えるにはどうすればいいのでしょう。〝自分のものの見方や考え方を変えるなんてできるわけないよ〟と思う方もいるかもしれませんが、そんなことはありません。

先にも申し上げたように、他人のことは変えられませんが、自分のことは変えられます。自分の思考パターンの歪みにしっかりと気づき、事あるたびに意識して「歪んだクセ」を矯正するようにしていけば、ものの見方や考え方を変えていくことは十分に可能なのです。

そして、この「歪んだ見方・考え方の矯正」に役立つのが「認知療法」です。

認知療法は、認知行動療法とも呼ばれ、物事の捉え方（認知）の歪みやクセを修正していくメソッド。うつ病や脳疲労・脳過労の予防や治療にもたいへん効果的で、日本の医療機関でも幅広く取り入れられています。私自身も、必要な患者さんに対してはこのメソッドを活用しています。

ただ、認知療法は必ずしも「医療機関で受けなければ効果が現われない」というものではありません。「こう考えていけばいいんだ」という矯正のアウトラインをある程度把握すれば自分自身でも行なうことができます。

そのアウトラインをざっくりと述べておきましょう。

人は誰でも自分なりの思考パターンを持っています。その中には「この流れのときにはいつも憂うつな気持ちになる」とか「ここでこう考えると、いつも自分は悪いサイクルにハマる」といった、ネガティブな思考パターンもあります。そういうときに「悪い流れにハマるのは、自分のものの見方や考え方に原因があるからなのかもしれないな」と気づくことが第一歩です。

次に、自分の思考パターンを客観的に捉える習慣をつけていきます。たとえば、心理的なストレスを感じる問題にぶつかったときに「いつもの自分だったらこう考えるけど……でも待てよ、こういうふうに別角度から考えてみたら展開も変わってくるかもしれないな」といったように、意識的に考えを巡らせるように習慣づけていくのです。なお、この際、より客観的に自分の思考パターンを捉えるには、その考えを書き出してみるといいでしょう。文字化することで、「ああ、自分はこの問題から逃げ出そうとしていたんだな」「この考えはちょっと自分に都合よすぎるよな」といったように、自分の心の動きが見えてきます。

すると、だんだん「ダメなときの思考パターン」と「いいときの思考パターン」が分かるようになってきて、自分で見方や考え方を改めて「いいときのパターン」で行動をしたときには、「悪い流れ」にハマることなく「いい結果」に結びつくということが分かってきます。そうやって少しずつ「成功体験」を積み重ねながら、トレーニング感覚で「自分の見方や考え方の悪いクセ」を矯正していくのです。

本当はさまざまなケーススタディーを挙げて認知療法の流れをご紹介したいところなのですが、残念ながらここではおおまかなアウトラインにしか触れることができません。認知療法に関してもっとくわしくお知りになりたい方は、書籍やネット情報も豊富にありますので参考にしつつチャレンジしてみるといいでしょう。

とにかく、歪んだ見方や考え方をほったらかしにしていたら、ストレスはどんどんたまり、脳もどんどん疲れて衰えていきかねません。

ですから、思い当たる方は早め早めに「見方・考え方改革」に乗り出して、脳をリフォームしていくことをおすすめします。家に長く住みたいなら曲がった柱や土台の歪みをリフォームしなければならないのと同じように、脳を健全に末永く使っていきたいならば、自分の見方や考え方のダメな点を早めに見直して、しっかりリフォームしていくことが必要なのです。

## 日本人の脳は「群れ」の中に入るとついつい思考停止状態で安住してしまう？

よく、「日本人は個人よりも集団になったときに力を発揮する」「ひとりだとオドオドしているけど、味方の群れに入ると急に強気になる」などと言われます。実際わたしたちは、村、学校、部活、サークル、会社、部署、チームといった「自分が所属する組織の力」を無意識のうちに頼りにしているところがあるのでしょう。そういう「組織の一員」「群れの中のひとり」となることで、自分の居場所を見つけたようにほっとする人も多いと思います。

おそらく、程度の差はあれ、わたしたちはみんな「群れの力は大事だ」「組織にはちゃんと従わなくてはならない」「群れの仲間の力を借りないと、自分ひとりではやっていけない」といった意識を太古の昔からずっと受け継いできているのではないでしょうか。先にも述べたように、日本は逃げ場のない島国であり、閉鎖環境の中では仲間はずれにされたら生きていけません。そうした環境が、群れや組織にことさら重きを置く姿勢につながっているのかもしれません。

ただ、脳を健全に使いこなすという点からすると、あまりに群れや組織に頼りすぎるのも少々考えものです。

なぜなら、群れや組織の集団の中に長くいると、「お上が何とかしてくれるだろう」「みんなの決めたことに従っていればいいだろう」といった他人まかせの行動をとるようになりがちだから。言わば「長いものには巻かれろ」方式で、巻かれっぱなしで群れの判断にすべてをゆだねていれば、別に自分は頭を使わなくてもいいし、何も決断しなくてもいい。そういう「思考停止のような状態」に陥ってしまうことが多いのです。

そういえば、日本の公共事業はダムにしても高速道路にしても「一度始まったらやめられない」「いったん始まったらもう突き進むしかない」と言われます。それも、「お上の決めたこと」「組織が決めたこと」という大義名分があると、みんな何も言わないまま思考停止状態で進んでいってしまうからなのかもしれません。きっと、どんなに無駄な事業であっても、たとえ正しくないことであっても、「自分だけNOとは言えない」という逆らえない空気ができてしまうのでしょう。

しかし、そうやっていつも長いものに巻かれ、組織の歯車として思考停止状態に安住していると、わたしたちの脳は次第に働かなくなっていきます。とくに、思考や意思決定、創意工夫などを司る前頭葉があまり使われなくなり、刺激不足で脳活動が停滞しがちになるのです。まあ、自分の頭を使わずに、いつも通り上の指示や組織の決定に従ってさえいればいいんですから、脳が受ける刺激が乏しくなるのも当然と言えば当然ですよね。

それに、群れの論理、組織の決定というものは、時として間違ったり暴走したりします。会社ぐるみで粉飾決算をしていたり、悪質な取り引きや事故、トラブルを組織的に隠蔽していたりなんていうのがいい例。さらに、かつて日本が全国民を巻き込んだ悲惨な戦争へ突き進んでいったのも、群れのみんながやること、上の決めたことには思考停止で一緒に従っていればいいという集団心理が働いた結果だと言うこともできるでしょう。つまり、あまりに群れや組織の言いなりになっていると、いつの間にかとんでもなく間違った方向に連れていかれて共倒れになってしまう危険性も十分にあり得るわけです。

その点からも、群れや組織の一員として働くときは、思考停止状態の歯車として埋没してしまってはダメ。

日本人にとって、群れや組織はとても重要な存在です。しかしだからこそ、これらとつき合っていくときは、ちゃんと自分の頭で考えて自分なりのスタンスをとっていくべき。すなわち、群れや組織を頼りにしすぎてもいけないし、群れや組織を軽視して自分だけ仲間から孤立するようなことがあってもいけない。日々注意深く脳を働かせてバランスをとりながら、くっつきすぎず離れすぎず、自分にとって最適な距離感を保ってつき合っていくべきなのです。

## 周りと協調して成果をあげていく力はピカイチ。日本人脳は「和を以て貴しとなす」を実現しやすい！

「和を以て貴しとなす」――。聖徳太子が十七条憲法に採用したことで知られる有名な言葉です。何事もお互いに仲よく調和して決めることがもっとも重要であるというわけですね。

私は、日本人の脳は、この教えを実現するのにうってつけだと考えています。日本人は他人との関係性を築くのにも、群れの仲間や会社組織とうまくやっていくのにも

「和」を重んじます。「和」の精神は、もともとわたしたちの遺伝子の奥深くにインプットされているものなのかもしれません。

わたしたちの遠い祖先は、アフリカ大陸を出発して、大小の群れとなって新天地を目指していく過程で脳の力を発達させていきました。

この時代、過酷な環境を生きていくには、群れの仲間と協力し合いながら、効率よく食べ物をゲットしていかなくてはなりません。だから、それぞれの群れが独自のルールをつくり、日々脳を働かせながら、集団の力、組織の力を生かして食べ物を探し求めていったわけです。

そうした大小の群れのうち、アジア大陸のどんづまりの極東の島にたどり着いた一群は、狭い島に暮らすうちに、群れや社会のルールに細かく気遣いつつ、仲間とうまく協調しながら、組織的に生産性を上げていくことのできる非常に繊細で素晴らしい脳をつくり上げました。すなわち、それが日本人の脳なのです。

広大な大陸と違って、最果ての小さな島国では狭苦しい土地でたくさんの人が肩を寄せ合って暮らさなくてはなりません。そうした環境下では人間関係も複雑になって、人々が感じるストレスも相当なものだったでしょう。ルールをちゃんと守っているかどうか隣近所に目を光らせたり、隣人のうわさ話に神経質に聞き耳を立てたりしたこともあったかもしれません。きっと、わたしたちのご先祖様も、日々の人間関係にいろいろと頭を悩ませてきたのではないでしょうか。つまり、そういう何百年、何千年にもわたる試行錯誤から、「和」を重んじる日本人脳がつくられていったのではないかと思うのです。

私は、周りや他人とうまく協調しつつ、群れや組織の力を結集して成果をあげていくという点では、世界中を見渡しても日本人がピカイチだと考えています。

ちなみに、周りとうまく協調しながらバランスをとっていくのは脳の前頭葉の力です。前頭葉はさまざまな能力を担当していますが、群れや組織の中で協力関係を築きながらうまく立ち回って自分のポジションを保っていこうとするのは、前頭葉の中の「社会脳」的な部分。わたしたち日本人は、この「社会脳」の能力がたいへん発達していると言っていいでしょう。

もちろん、周りを気遣いすぎて逆にストレスをためてしまったり、周りの空気を深読みしすぎてかえって脳を疲れさせてしまったりと、この能力がマイナスに働くことも多いのですが、それもわたしたちの前頭葉が非常にハイスペックな「社会脳」を備えているという証し。そして、こうした周りや他人との調和を重んじる「社会脳」の力に秀でた日本人の脳は、まさに「和を以て貴しとなす」を実現するのにふさわしい脳と言うことができるのです。

私はこの章の冒頭で、「日本人の脳は世界でもいちばん衰えやすい」と申し上げました。

ただしその一方、日本人の脳には、その「衰えやすさ」を跳ね返していく力もあると思います。なぜならそれは、わたしたちの脳に「和を以て貴しとなす」の力が宿っているからです。

ある意味、周囲や他人の言動は、人間にとっていちばんのストレス源です。先にも述べたように、周囲や他人のすることは自分ではコントロールできません。思い通りになってくれないからこそ、大きなストレスになるのです。

しかし、わたしたち日本人は、そのストレス源に対して積極的に働きかけ、お互いに調和を生み出していこうとします。思い通りにならない相手を思い通りに動かそうとするのではなく、多くの人はお互いに歩み寄って、お互いに気持ちを損ねないような円満な解決策を見出していこうとします。

すなわち、日本人の脳は、ストレスや疲れをためやすい脳でもありますが、そうしたストレスや疲れを「和の心」をもってなんとか円満に解決していこうとする脳でもあるわけです。もちろん、すべて丸く解決できることばかりとは限りません。でも、こういう「和の解決力」「和のソリューション」があるところに、私は脳の疲れや衰えを跳ね返していけるであろうという希望を感じます。

とにかく、周りからどう見られるかを気にするのも、みんなが決めたルールをよく守るのも、奥ゆかしくて礼儀正しいのも、周りの空気を読んで他人の動向にいつも目を光らせているのも、どれもわたしたちが狭い島国で暮らしつつ、長い長い歴史の中で培ってきた日本人脳の特徴だと言っていいのです。

ですからみなさん、日本人脳の「衰えやすい短所」をなるべく改め、「衰えを跳ね返していける長所」をうまく伸ばしていきましょう。そうすれば、衰えやすさのリスクをものともせずに脳を長持ちさせていくことも十分に可能なはずです。そしてきっと、日本人ならではの「和を以て長持ちする脳」をつくっていけるのではないでしょうか。

# PART 3

# 「困った老人」になりたくなければ、脳の老化を防ぎなさい！

――「暴走老人」も「ゴミ屋敷老人」も前頭葉の衰えが原因だった！

# 「キレる老人」が増えたのは、前頭葉の感情コントロール力が落ちてきたせいだった！

どうも近頃、「困った老人」が増えてきた——。みなさんはそう感じることはないでしょうか。

ファミレスの店員に大声でクレームをつけていたり、セルフレジのシステムが分からなくて周囲に当たり散らしていたり、病院で待たされて医者にくってかかっていたり……。そんなふうに、ちょっとしたことでキレたり怒り出したりするお年寄りを目にする機会が多くなったような気がします。そう言えば、テレビのワイドショーでも、近所の迷惑になるほど大量のゴミをため込んでしまうお年寄りなどの例が頻繁に報じられています。

それにしても、いったいなぜこうしたお年寄りが増えてきたのでしょう。

原因はやはり脳にあります。お年寄りたちが「キレる」「怒り出す」などの言動に及んでしまうのは、歳をとるとともに脳の前頭葉の機能が落ちてきて、自分の中の感情をうまくコントロールできなくなってきたせいなのです。

ここは少しくわしく説明しておきましょう。怒りや不満の感情を抑えることができずにキレてしまうか、それとも、怒りや不満の感情をグッと抑えて冷静に理性的行動をとることができるか。そのどちらに転ぶかは、わたしたちの脳内で行なわれている「感情と理性の綱引き」によって決まってきます。

この「綱引き勝負」の感情側の担い手は「扁桃体《へんとうたい》」です。

扁桃体は脳において好き嫌い、不快、怒り、不安、恐怖、緊張などの情動反応を処理する役割を担っています。とくに、ストレスを受けた際に嫌悪感、憎悪、憤怒《ふんぬ》、不満、不安などのマイナス感情を高めやすく、扁桃体があまりに興奮すると衝動的に怒りをぶつけたり闘いを挑んだりするようになります。だから、キレたり怒鳴ったりして感情が爆発しているときというのは、扁桃体が過剰に興奮して暴走するのを抑えられないような状態になっているわけです。

一方、「綱引き勝負」の理性側の主役は「前頭葉」です。前頭葉は「前頭前野《ぜんとうぜんや》」とも呼ばれ、思考、判断、理性、意欲、創造、認知など、人間ならではの高次元な脳の働きを担っています。また、脳全体の司令塔として、意思決定や行動をバランスよくコントロールするのも前頭葉の役割。ですから、（扁桃体によって）怒りや不満の感情が爆発しそうになったときに、その感情をこらえて事を荒立てずに済ませるのは、前頭葉が理性的な判断、冷静な判断を下してコントロールしているからだということになります。

つまり、扁桃体が優勢になれば、「オラ、テメエ、ナメてんじゃャネーぞ！」といった調子で怒りや不満にどんどん火がついてエスカレートしていく。前頭葉が優勢になれば、「まあ、ここはグッと抑えて抑えて……周りの目もあるし、大人なんだから、冷静になって良識ある対応をしようよ」と怒りや不満をなだめて収束するほうへ傾いていく。このように、わたしたちが理不尽なストレスに遭ったときには、いつも扁桃体と前頭葉との間で綱引きが行なわれているわけです。

ところが、この脳内綱引き勝負、高齢になると、だんだん扁桃体側に軍配が上がることが多くなってくるのです。

扁桃体が優勢になる理由は、加齢とともに前頭葉の機能が弱ってくるから。人の脳は歳をとると少しずつ萎縮してくるのですが、その衰え方には大きな特徴があり、前頭葉の部分から縮み始めることが分かっています。

すなわち、老人と呼ばれるような歳になる頃には、前頭葉の萎縮がだいぶ進んできて、感情抑制機能が低下してだんだん扁桃体の興奮や暴走を抑える力が落ちてくる。これにより怒りや不満の感情を抑えきれなくなって、ちょっとしたことでキレたり怒り出したりすることが多くなってくるわけです。

みなさんの身近にも怒りっぽいお年寄りがいらっしゃるかもしれません。

「ウチのおじいちゃん、この頃なんだかすっかり怒りっぽくなっちゃって……気に入らないことがあるとすぐに怒鳴るのよ」

「ウチの年寄りも似たようなものよ。最近わがままや好き嫌いが多くて、ちょっとでも口ごたえすると露骨に不機嫌になるのよ。以前はすごくものやわらかな人で、まったく怒ったりしなかったんだけど……」

きっと、こんな会話をしている方々も少なくないでしょう。

ただ、お年寄りたちが怒りや不満などのマイナス感情をうまくコントロールできなくなるのには、「脳内なだめ役」の前頭葉の機能が落ちてきたという、のっぴきならない事情があったわけです。

それに、誰でも目の前のことが思い通りにいかなければ、不平不満もたまるし、キレやすくもなるもの。歳をとって心身の対応力が落ちてきたお年寄りとなれば、毎日が思い通りにならないことだらけのようなものでしょう。

日本の社会システムはあまりお年寄りにやさしいとは言えません。セルフレジの買い物に戸惑ったり、タッチパネル式の券売機の使い方が分からなかったり、孫のような歳の若者から失礼きわまりない扱いを受けたり……このように日々思い通りにならないことばかりであれば、お年寄りたちの扁桃体がちょっとしたことで過剰に反応してしまうのも仕方のないことかもしれません。

もちろん、車でとんでもない事故を起こしたり、他人に暴力を振るったりするのは論外です。でも、こういう「老人脳をめぐる諸事情」を知れば、お年寄りたちが多少怒りっぽくなったり口やかましくなったりしても、〝まあ、しょうがないか〟と許せる気持ちになるのではないでしょうか。

## 高齢ドライバーにとって「流動性知能」の衰えは大問題。「脳の反射神経」は20歳以降どんどん低下する!

最近、高齢者が引き起こす自動車事故が社会問題になっています。アクセルとブレーキを踏み間違えて店や家屋に突っ込んだり、知らぬ間に高速道路に進入してしまい、さらには反対車線を逆走したり……。高齢者の運転する車の暴走によって、幼稚園児や若い母親が犠牲になったのも記憶に新しいところです。

私は、この問題にも脳の衰えが大きく影響していると考えています。加齢とともに脳の前頭葉の力が落ちてくると、認知機能だけでなく、判断力、集中力、注意力、見当識能力、空間把握能力などの機能がじりじりと低下してきます。これらはすべて運転に必要不可欠な能力であり、こうした機能が低下してくれば、当然、事故につながる可能性が大きくなります。

もちろん、これらの脳機能低下も重大な問題です。ただ、ここでは、知らず知らずのうちに「脳の反射神経」が低下していることを、それ以上に重大な問題としてクローズアップしていきたいと思います。

そもそも、人間の脳が発揮する力には、大きく分けて「結晶性知能」と「流動性知能」のふたつがあります。

結晶性知能とは、学習や経験を積むことによって得られる知能のことです。たとえば、多くのことを学んだり、多くの人に出会ったり、仕事で多くの経験を積んだりしていけば、それだけ脳の中に「役に立つ引き出し」が増えますよね。このように、結晶性知能は、ベテランになるほど発揮しやすくなる「年の功」の力。この脳の力は、日々学習や経験などの研鑽を重ねていけば、どんなに歳をとっていても伸びていく可能性があります。

一方の流動性知能は、その場その場の状況にスピーディーに反応して的確に判断する知能のことです。たとえば、サッカーであれば、めまぐるしく動く試合状況の中、わずかなスペースを見出して、瞬時に決定的なスルーパスを出せるような力。すなわち、流動性知能は、アクシデントやトラブルなどが起こって一瞬の判断が命運を分けるような状況のときに、すばやくパパッと適切な行動をとることができるような「脳の反射神経」のことを指すのです。

しかし、この「脳の反射神経」たる流動性知能は、残念なことに20歳前後がピーク。その後は年齢を重ねるとともにどんどん下り坂になっていくことが分かっています。結晶性知能と違って学習や経験で伸びるということもなく、歳をとると衰えていく一方になってしまうわけですね。

みなさん、もうお分かりでしょう。もし、「脳の反射神経」がかなり落ちていたとしたら、何かの拍子で「わっ」と慌てたときに思わずブレーキとアクセルを踏み間違えてしまうようなことが起こりかねませんよね。つまり、私は、高齢ドライバーの問題でいちばん議論すべきは、この「脳の反射神経」の低下だと考えているわけです。

しかも、「脳の反射神経」が厄介なのは、その衰え具合に自分ではなかなか気づきにくい点です。

「脳の反射神経」は20歳前後がピークなわけですから、すでに30代、40代の中年期からじわじわ低下していることになります。60代以降の高齢になれば、もうかなり危険なレベルにまで力が落ちてしまっていることでしょう。しかし、おそらくこうした衰えを自覚している人は、どの世代でもほんのわずかしかいないのではないでしょうか。そのため、かなり「脳の反射神経」が落ちているのにもかかわらず、「免許証の返納なんて、まだまだ先でいいや」となってしまう傾向があるのです。

ちなみに、「脳の反射神経」の衰え方は、「子どもの運動会のリレーに出場して転んでしまうお父さん」にちょっと似ています。

たいていのお父さん方は、日々の仕事の忙しさと運動不足によって体がなまりっぱなし。でも、お父さんたちの頭の中には「学生時代にスポーツやかけっこで、フルパワー、フルスピードでグラウンドを疾走したイメージ」が残っています。このような頭の中の身体イメージは「ボディ・イメージ」と呼ばれています。

しかし、こうした若い頃のボディ・イメージのまま、子どもの運動会のリレーに出場してしまうと、体力も筋力も自分の想像を大幅に超えたレベルで衰えてしまっているので、スッテンコロリンと見事に転んでしまうハメになるのです。

自分の体の衰え具合に気づかずに昔のボディ・イメージにすがりついているから、カッコ悪いサマを見せることになってしまうわけですね。

要するに、「脳の反射神経」もこれと同じなのです。脳の場合にも「ブレイン・イメージ」とでも言うべきものがあって、いまの自分の脳が若い頃とまったく変わりなく働いているようなイメージを抱いてしまっている人が多い。

ただ、それはまったくの幻影であって、「脳の反射神経」はいつの間にかすっかり衰えてしまっている。

その衰えに気づかないままハンドルを握り続けているから、目の前で何か想定外のことが起こってハッとしたときに脳と体を反射的に動かすことができず、とんでもない事故を引き起こす事態になってしまうわけです。

だから、車を運転する方々、とくに高齢の方は「脳の反射神経」の衰えにきちんと向き合っていくべき。そして、この衰えは高齢ドライバーならずとも20歳以上ならば誰もが知らず知らず進ませてしまっている可能性があり、ハンドルを握る人なら「誰もが無視できない問題」であることを、しっかり肝に銘《めい》じておくべきなのです。

現在、75歳以上の高齢者が運転免許を更新する際には「認知機能検査」を受けることが義務づけられています。ただ、私はこの検査では不十分だと思います。これだけでは「脳の反射神経」が衰えているかどうかを十分にチェックすることはできません。シミュレーターなどを使って脳や体の反応スピードを徹底的にチェックし、もっとハードルを厳しく設定していくべきでしょう。それに脳機能の検査年齢も60歳くらいからにすべきではないでしょうか。

「脳の反射神経」流動性知能は年々下がっていくとはいえ、トレーニングで鍛える方法もまったくないわけではありません。プロ・スポーツ界などでは、脳と体の瞬間的連動性を高めるようなトレーニングも取り入れられています。

こうしたトレーニングが一般化してくれれば、多少は「脳の反射神経」の衰えに歯止めをかけることもできると思います。そうすれば、長くハンドルを握り続けていく必要性から、「自分もトレーニングをして『脳の反射神経』を維持していこう」という人も増えてくるかもしれませんね。

とにかく、車の運転と脳機能の健康維持は、切っても切り離せない問題です。ぜひみなさん、脳をいつまでも健やかに保って、安全にハンドルを握れる状態をキープしていくようにしてください。

## 頑固な人はより頑固に、エッチな人はよりエッチに。若いときの性格は、ボケるといっそう先鋭化する！

「昔はあんな人じゃなかったのに、歳をとったら気に入らないことがあるとすぐ当たり散らすようになっちゃって……」

「以前から困った人だったけど、年寄りになったらその困った性質が輪をかけてひどくなってきたみたいで……」

私のクリニックには、こういった相談も多く持ち込まれます。つまり、一緒に住んでいるご家族が頭を抱えるくらい、お年寄りの性格や行動が「困った状態」になってきてしまったというわけです。

こうした性格や行動の変化は、脳の衰えによって現われてくるもの。先にも触れましたが、歳をとって前頭葉の機能が衰えてくると、不満や怒りなどの情動を制御する力が落ちてきます。それによって、お年寄りの性格や行動が衝動的に変化してくるようになるのです。

なお、このような変化は、多くの場合「性格の先鋭化」というかたちで現われます。その人の若い頃から備えていた性格の傾向が、より鋭く、より衝動的にパワーアップされてくるのです。

つまり、若い頃から頑固だった人はよりいっそう頑固になる。若い頃からキレやすかった人はよりいっそう暴力的でキレやすくなる。若い頃からエッチだった人はよりいっそうエッチなことに興味や執着を示すようになる。若い頃から疑り深かった人はより疑り深くなって猜疑心のかたまりのようになっていく——。そういうふうにもともと持っていた性格の傾向がぐっと先鋭化してくるわけです。なかには、衝動的に大声を出したり、突然抱きついてきたり、暴力を振るったりするなど、家族や周りの人から迷惑がられる問題行動へと発展していくケースもあります。

こういった「性格の先鋭化」は、歳をとって前頭葉の力が落ちてきたことで、それまでなんとか抑え込んでいた「本性」がむき出しになったようなものと考えればいいでしょう。

前にも説明したように、脳の前頭葉は人間らしい判断や行動を司っている中枢。日々わたしたちが理性的・社会的に行動をすることができるのも前頭葉がしっかり機能しているおかげです。


本来、日本人の前頭葉はたいへん発達していて、「周りからヘンな人だと思われないようにしよう」「仲間はずれにされないように気をつけよう」「目立たないように大人しくしていよう」「他人に迷惑をかけないようにしよう」といったことを注意深く判断し、言動をバランスよくコントロールしています。

ところが、歳をとり、前頭葉の力が衰えてくると、こうした理性的・社会的な部分の抑制コントロール機能が働かなくなってくる。これによって、ずっと抑えつけていた「本性」が、まるで獣がオリから解き放たれたかのように前面に飛び出してくるわけです。

時には、若い頃と比べてまるで性格が変わってしまったようになるケースもめずらしくありません。おそらくその場合、若い時分の当人は懸命に「本性のキャラ」を抑え込んで隠してきたのでしょう。前頭葉がちゃんと働いていたから、周りに合わせて仮面をかぶっていることができたのです。でも、前頭葉が機能しなくなると、その仮面がはがれてきて、隠し続けてきた元来のキャラが顕《あら》わになってくる。それで、以前と比べて人が変わったように感じられるというわけです。

じつは、このような「お年寄りの性格の先鋭化」「脳の衰えによる問題行動」で困っているご家族は全国に少なからずいらっしゃいます。なかには、「前頭側頭型《ぜんとうそくとうがた》認知症」「ピック病」などの診断が下っている場合もありますが、何の診断も下されないまま、日々問題行動に困らされ続けているケースも少なくありません。もしお心当たりがある場合は、薬物治療によって問題行動を抑えることも可能なので、放っておくことなく専門医に相談するようにしてください。

## 近所から迷惑がられている「ゴミ屋敷老人」はじつは「第2の認知症」が原因である可能性大！

ゴミを家からあふれるほどため込んだり、自分の家に隣接する通りの自由な通行を妨げたり、近隣の人の悪口を大声でわめいたり、わざと耳障りな騒音を流し続けたり……。最近、テレビのワイドショーなどで、こういう「迷惑老人」のニュースをよく目にします。

あるいは、「ウチの近所にも『迷惑老人』がいる」「私の家の近くにもゴミ屋敷に住む孤独な年寄りがいる」という方もいらっしゃるかもしれません。たしかに、社会のルールを守らずに、近隣住民に迷惑をかけるような行ないをするのは放っておけない問題だと思います。

しかし、私は少し違う見方をしています。

それというのも、「迷惑老人」の方々がさまざまな問題行動におよぶのは、脳の衰えから来る行為だとにらんでいるからです。

前の項でも述べたように、歳をとって前頭葉のコントロール機能が低下してくると、性格が先鋭化し、社会的なルールや慣習から大きくはみ出した問題行動をとるようになるケースが少なくありません。前頭葉がちゃんと働いていれば「他人に迷惑をかけないようにしよう」というブレーキがかかるはずなのですが、前頭葉の機能が落ちたためにそのブレーキがきかなくなり、制御を失ってさまざまな暴走をするようになるのです。

なお、日常生活でこういった問題行動が見られる場合、脳神経外科などで検査をして前頭葉と側頭葉に萎縮が確認されると、「前頭側頭型認知症」もしくは「ピック病」と診断されることになります。これらの認知症になると、ルールを守ったり他人に配慮したりすることができなくなり、他人が迷惑がることを平気でしたり自分の行動をうまく制御できなくなったりして、周りの人々と大小さまざまなトラブルを引き起こすようになるのです。

つまり、私は、テレビのワイドショーなどで扱われている「迷惑老人」「ゴミ屋敷老人」の中には、「前頭側頭型認知症」や「ピック病」の人が含まれている可能性が大きいと考えているわけです。

認知症にはいくつかのタイプがあり、もっとも多いのは全体の6割を占める「アルツハイマー型認知症」です。「前頭側頭型認知症」「ピック病」が占める割合は1割程度だとされています。ただ、割合が少ないのは、これらの存在が一般的に知られていないのみならず、医者の間でも正しく認識されていないせいです。これらのタイプの認知症がアルツハイマー型などと誤診されているケースも多く見られます。こうした点を考慮すると「前頭側頭型認知症」「ピック病」は決してレアな認知症ではありません。私が長年「もの忘れ外来」で診療してきた経験から言うと、アルツハイマー型に次いで多いタイプだと言っていいでしょう。

このため、私は「前頭側頭型認知症」「ピック病」のことを「第2の認知症」と呼んでいます。この「第2の認知症」はアルツハイマー型と違って、もの忘れなどの記憶症状はあまり現われません。また、アルツハイマー型が60代後半から増えてくるのに対し、「第2の認知症」は40代、50代から症状が目立ってくることもあります。だから、別に老人とは限らず、働き盛りの世代でも「第2の認知症」に陥っている可能性があるわけです。

いずれにしても、私は、世間から「社会のルールを守れない厄介な人」「他人の迷惑や人の気持ちを考えずに行動するヘンな人」といったレッテルを貼られている孤独な人たちの中には、かなりのパーセンテージで「前頭側頭型認知症」「ピック病」が含まれていると踏んでいます。

おそらく、その人数は相当なものになるでしょう。しかも、当人はもちろん、周りの人も「認知症」だとはまったく気づいていませんから、誤解をしたまま軋轢《あつれき》やいさかいをこじらせてお互いに不幸な道を辿《たど》っていると想像できます。

この「第2の認知症」は薬物治療によって症状を落ち着かせていくことができます。ですから、「ゴミ屋敷の迷惑老人」「近所から白い目で見られている暴走老人」といった方々に対して、わたしたちは見方や接し方を変えていく必要がある。少なくとも、これからはテレビカメラを差し向けて好奇の目にさらすのではなく、まずは医療の手を差しのべるようにしていくべきなのではないでしょうか。

## 「社会の変化についていけないストレス」が高齢者のうつやボケを加速させてしまう⁉

最近、「液晶パネル」や「操作ボタン」を前にして困り顔で立ちすくんでいるお年寄りをよく見かけます。

スーパーの自動会計レジ、キャッシュレス対応のコンビニ、映画館や飲食店のチケット券売機、銀行のテレビ電話相談ブース……どう操作をすればいいのか分からず途方に暮れてしまっているのです。

人手不足を補うための効率化ということなのでしょうが、機械を扱い慣れない高齢者がこうした変化に対応していくのはかなりのストレス。きっと、自分たちがどんどん社会から取り残され、切り捨てられているような感覚を抱くお年寄りも多いのではないでしょうか。

じつは、こういった社会や環境の変化によるストレスは、高齢者の脳の衰えを一気に加速させてしまいかねない危険があるのです。

そもそも、人間の脳は社会や環境の変化に適応するためにつくられたようなもの。自然環境がより厳しく変化したり、社会情勢が厳しい状況に変化したりしても、わたしたちはその都度知恵を絞って生き延びていかなくてはなりません。脳はそういう「変化」にすみやかに適応できるように据えられた器官だと言えます。

しかし、あまりに急速に社会や環境が激変すると、その変化の波の大きさに脳がついていけなくなる場合もあるのです。とくに、歳をとって前頭葉の機能が低下してくると、変化への適応力や対応力も落ちてきます。そんなときに許容範囲を大幅に超えた変化が目前に立ち塞がると、「変化についていけないストレス」が脳を疲弊させ、うつ病や認知症へとつながっていってしまうケースが多いのです。

たとえば、典型的なのが、田舎の年寄りが都会の息子夫婦・娘夫婦のもとに引き取られて、引っ越してきたとたんにボケてしまったり、うつ病になってしまったりするケース。田舎ののんびりした暮らしから、都会の慌ただしい暮らしへと環境が激変したために、脳が変化についていけず一気に衰えが進んでしまうわけですね。こうしたパターンは「引っ越しうつ病」とも呼ばれています。

これと同様に、「昇進うつ病」も、環境の変化に脳がついていけずどんどん追い詰められていってしまうパターンのひとつ。昇進して管理職になったはいいものの、前の仕事とのあまりの勝手の違いに戸惑い、適応できないまま日々ストレスをため込んでうつ病になってしまうわけです。

そう言えば、ひと昔前の中高年世代には「パソコンうつ」になる人も少なからずいました。仕事にパソコンが導入され始めた頃の話ですが、周りの人はどんどん使っているのに自分はキーボードさえ満足に打てず、プレッシャーとストレスからうつ病に……。これも、情報化社会の急な変化に脳がついていけなかった結果起きたことと言っていいでしょう。

このように、脳にとって「適応できないほどの急激な変化」は、衰えを加速させる危険な落とし穴となる可能性が高いわけです。

いま、世の中ではＡＩ化、ＩＴ化が進み、急激な社会変化の波が訪れようとしています。でも、タッチパネルの操作やセルフレジの扱いにも戸惑うような「お年寄りの脳」を置いてけぼりにしたまま、何のフォローもせずにどんどん先へ進んでいってしまうのはいかがなものでしょう。

いまの時代は「変わらないことがリスク」だと言われます。でも、高齢者にとっては「無理して変わらなきゃならないことが大きなリスク」になることもあるのです。もちろん、変化を怖れることなく、便利なほう、効率のいいほうへとどんどん突き進んでいくことも大切です。しかし、これからは、はるか後ろのほうで変化の大波に呑まれて溺れかけている老人たちをフォローしていくこともちゃんと考えていくべきではないでしょうか。

# PART 4

# 学校の先生やお役所の公務員はなぜボケやすいのか?

## ──「職業」「性格傾向」と脳の衰えやすさとの意外なカンケイ

## 学校の先生、お寺のお坊さん、地元の名士……「ハメをはずせない職業」の人は脳が衰えやすい⁉

この世の中に「ボケやすい職業」があるのかどうかは意見が分かれるところでしょう。ただ、脳が疲弊しやすい職業はたしかに存在します。

たとえば、学校の先生です。私のクリニックにはとても大勢の先生方が受診にお見えになります。新任の先生、ベテランの先生、校長先生や副校長先生、小学校・中学校から大学まで、年齢、性別、キャリアにかかわらず、たいへん多くの教職員の方々がいらっしゃるのです。

ほとんどの方々は、脳疲労・脳過労、もしくはうつ病です。私は診察中によく話を伺っているのですが、近頃の先生は働きすぎです。どの先生方も疲労をどっさりため込み、ストレスもこれでもかというくらいため込んで、精神的・肉体的にギリギリのところまで追い詰められています。

毎日、授業のためにかなりの仕事量、勉強量をこなさなくてはならないのはもちろんのこと、いじめや暴力などの問題に神経を尖らせ、モンスター・ペアレントの相手もして、ちょっとでも生徒を叱るとパワハラだ、モラハラだと騒がれ……。なかには、「あれやこれやと忙しすぎて、魂が休まる暇もない」とおっしゃる先生もいます。これだけストレスフルな日々を送っていれば、心身が悲鳴を上げるのも当然でしょう。

それと、学校の先生以外では、お寺のお坊さん、官公庁の役人の方々、あと、地元ではちょっと名の知られた名士のような立場の方にも、脳疲労・脳過労やうつ病が多い傾向があります。

みなさん、これらの職業・肩書きの共通項はいったい何だと思いますか？

それは「社会の範となるべき職業」である点です。学校の先生も、お坊さんや役人も、地域社会の中では人々から尊敬される立場であり、日々モラルと規律をしっかり守り、人々の模範となって行動していかなくてはならない職業ですよね。

言わば、常に周りから聖人君子であることを求められるポジション。こうした立場だと、当の本人も「先生たるもの○○でなければならない」「公務員たるもの○○でなければならない」といった考えに縛られがちになります。すなわち、先の章で述べた「シュド思考」にとらわれて、自分の思考や行動を「身動きのしにくい窮屈な状態」に縛りつけてしまうようになる。これにより、いっそうストレスをため込みやすくなってしまうわけです。

しかも、こうした立場の方々にたいへん不利なのは、ハメをはずすことがしにくい点です。

普通のサラリーマンなら、ストレスがたまればパーッと飲んだりカラオケで歌いまくったりして発散しようとするのでしょうが、学校の先生やお坊さんなどの「尊敬される職業」の人は、周りの人の目を気にしてしまってなかなかハメをはずすことができません。とくに地方の場合、「○○先生、繁華街のスナックで酔っぱらってたよ」なんていう噂がすぐに広まりかねないのです。そのため、あれこれのストレスを発散することもできず、問題を自分ひとりで抱え込んだまま心身を疲弊させて、どんどん追い詰められていってしまうわけですね。

だから、学校の先生、お坊さん、お役人などの「ハメをはずせない職業」「社会の範でなければならない職業」の人は、ストレスで脳を疲弊させてしまわないようにご用心ください。もちろん、これらの職業ではなくても、「シュド思考」で自分を縛りがちで、なおかつストレス発散がヘタな人は、十分注意する必要があるでしょう。

なお、こうした方々におすすめのストレスマネジメントのコツをひとつご紹介しておきましょう。

私のおすすめは「グチをこぼすこと」。学校の先生やお坊さんも、グチをこぼしたくらいでは叱られません。いや、むしろ積極的にグチを言ったほうがいいのです。

そもそも、他人にグチをこぼす行為にはストレス解消効果があります。みなさんも経験があると思いますが、「いかに嫌な思いをしたか」とか「どんなに理不尽な目に遭ったか」といったことを親しい友人や家族などにグチっていると、頭の中に巣食っていたもやもやが吐き出されてすっきりした気持ちになります。グチる前は塞ぎ込んでいたのに、話しているうちにもうどうでもいいような気分になってくることも少なくありません。

それに、グチっていると、自分が受けたストレスの状況を筋道立ててまとめながら話すことになるため、頭の中が整理整頓されてきます。話しているうちに「ああ、こう考えればよかったのか」「そうか、こういう見方もできるな」といった気づきが得られることも多く、グチったことによって問題をうまく解決する糸口が見えてくることもあるのです。

言わば、一種の自己カウンセリング効果が期待できるわけですね。

ですから、ハメをはずしたり発散したりするのが苦手な人ほど「グチのストレス解消効果」を活用してたまったうっ憤を晴らしていくべきです。ただ、同じ職場の仲間にグチってしまうと、日頃の人間関係でなにかと角が立つことが多いので、なるべくなら仕事とは無関係の人を選んでグチるといいでしょう。もちろん、家族にグチるのでも構いませんが、できれば家族と職場関係以外で、3人くらいは「グチのこぼし先」を確保しておきたいところ。それも、こちらがグチをこぼしてばかりではなく、相手のグチもちゃんと聞いてあげて、定期的に相互扶助の「グチ会」を開くような関係を築いていくのが理想です。

私は、グチをこぼすことは「逃げ場をつくる」ようなものだと考えています。結局、学校の先生もお坊さんも役人も、自分の逃げ場がないからどんどん追い詰められてしまうのです。不満や不安などの感情のはけ口もなく、SOSすら出せないような逃げ場のない環境は、精神衛生上たいへん不健康です。そんな息苦しい環境の中で自分を抑えつけ、来る日も来る日も激務に追いまくられていたら、先生やお坊さんならずとも、どんなに偉い人でも脳疲労やうつになって心身を病んでしまうことでしょう。

だから、とにかく自分から意識して逃げ場をつくっていくことが大切。グチのこぼし先という「脱出口」をしっかりキープしておいて、もやもやがたまってきたら、いつでもそこに緊急避難できるようにしておくといいのです。きっと、その避難所があるというだけで、心と体の風通しがだいぶ違ってくるのではないでしょうか。

# 役所の公務員はやっぱりボケやすい!?

「お役所の公務員はボケやすい」――世間ではよくそう言われているようです。

たしかに、長年もの忘れ外来を続けてきて、認知症と診断された方々に過去に就いていた職業を訊くと、「公務員」という答えが返ってくるケースが少なくありません。あくまで私の経験による見立てですが、やはり公務員は「ボケやすい職業」のひとつと言っていいでしょう。

では、いったいなぜ、役所の公務員はボケやすいのか。

これについて、昔から言われているのが「仕事がマンネリで、脳に対する刺激が少ないから」という理由です。

つまり、役所の公務員は、毎日決められた仕事ばかりをいつも通りにやっていることが多い。日々の仕事の進め方で大事なのは、「前例があるかないか」「マニュアルに沿っているかどうか」であり、もしそれに当てはまらなければ、他のセクションに丸投げする。個人で判断をしたり自分の意見を述べたりする機会はほとんどなく、むしろ、組織の論理を優先して9時から5時まで淡々と仕事をこなす姿勢が奨励される——そんなふうにマンネリ作業ばかりで刺激が乏しい日々を送っているから、認知症になりやすくなってしまうんだ、というわけですね。

もちろん、全員が全員こんなマンネリ公務員というわけではないでしょう。ただ、たしかに脳への刺激が乏しいのはよくありません。なぜなら、刺激が乏しいと脳回路が成長しなくなり、脳の働きが全体的に停滞してしまうからです。

これについて少し説明しておきましょう。

みなさんご存じのように、脳の神経細胞はシナプスを通じてつながり合い、複雑な網目状のネットワーク、すなわち脳回路を形成しています。そして、何か新しいことを覚えたり経験したりすると、その刺激によってシナプスが伸びていき、神経と神経がつながって新たな脳回路ができていく。これが「刺激によって脳回路が成長する」ということです。

この脳回路ネットワークは「道路網」に似ています。

脳回路の道路は、刺激を受けることで太くなります。最初は細くて狭い道だったとしても、刺激が増えるにつれ、舗装され、拡幅されて、交通量の多い大通りとなっていく。だから、日々多くの学習や経験を重ねて脳に刺激を送っていれば、脳内では日夜さかんに道路工事が行なわれて道がつくられ、たいへんつながりのいい道路網ができあがっていくのです。よく発達した道路網では、何かの問題を解決しようというときにも近道をしたりバイパスを使ったりしてスムーズに答えにたどり着きやすくなるでしょう。つまり刺激が多いほど、問題解決力が高くて使い勝手のいい脳回路ネットワークができあがっていくことになるわけです。

しかし、毎日マニュアル通りに決められたことばかりやっていたらどうなるでしょうか。当然、刺激が少なくては脳内の道路工事も行なわれません。新しい道もできず、いつもと同じ道をいつも通りに通ってばかりで、道路網は不便なままずっと変わらないことになります。そういう道路網では、問題を解決しようというときに、道がなくて答えにたどり着けなかったり、道があっても答えに行き着くまでにとんでもない遠回りをしなくてはならなかったりします。そして、このように脳回路ネットワークのつながりが悪いと、融通や応用がきかず、回路を効率よく使えないまま、脳活動が停滞しがちになってしまうのです。

要するに、役所の公務員の場合、この停滞パターンに該当しているのではないかというわけですね。もちろん人によりけりだとは思いますが、よく役人が「いつも型通りの対応ばかりで融通がきかない」とか「自分の担当のことしかやってくれず、あとは全部タライ回しにする」とか言われてしまうのも、このあたりに原因があるのかもしれません。

別に役所の公務員でなくても、〝最近、自分もマンネリ気味で刺激の少ない毎日を送っちゃってるなあ〟という方は多いのではないでしょうか。そういう方は、将来ボケないためにも、「脱マンネリ」をはかっていかなくてはダメ。日々心がけて脳がよろこぶ刺激を入れ、どんどん新たな道をつくって道路網のつながりをよくしていかなくてはならないのです。

それと、あまりに歳をとってしまうと、新しい道をつくるのはけっこうしんどくなってくるので、なるべく若いうちにさまざまなことにチャレンジして刺激をインプットしていくことをおすすめします。アクセスのいい脳の道路網ネットワークをつくっていくには、若いうちからせっせと道路工事をしてたくさんの道路をつくっておくほうがいいのです。「若いうちの苦労は買ってでもしろ」と言いますが、これは脳科学的にも正しいことなんですね。

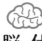

## 仕事にマンネリ感を抱いている人が実践すべき<br>脳のやる気を引き出す「黄金バランス」とは？

前の項で述べたように、脳を衰えさせないためには、日々新鮮な「刺激」を脳に送ってあげることが大切です。

ここで求められている「刺激」とは、脳が「いつもと違うな」「新鮮だな」「変わってるな」「気持ちいいな」「おもしろいな」と知覚するようなこと。簡単に言ってしまえば、好奇心や興味がかき立てられたり心がときめいたりして、脳の「やる気」が引き起こされるような学習や体験です。

でも、冷静になって考えてみましょう。

脳がときめいたり感動したりすることって、そうそう毎日起こるわけではありませんよね。新しい出会いにしても新しい発見にしても、どちらかと言えば非日常性が高く、普段は滅多にないこと。まあ、ごくたまに刺激的な出来事も起こるかもしれませんが、大多数の人は日々何かしらの変化を求めながらも、「昨日と同じような今日」「ときめきや驚きの少ない毎日」「いつもと変わらないマンネリの日常」を送っているのが実情なのではないでしょうか。

それに、マンネリにだっていい面もあるのです。仕事や作業というものは「いつも通りのパターン」でこなしていれば、ミスも少ないし、効率よくスピーディーに進んでくれるもの。また、突発的なアクシデントなどにもすみやかに対応できやすくなります。そういう点では、「マンネリ」「いつも通り」を一概にNGだとは言えません。

すなわち、「マンネリな日常」を「刺激的で起伏や変化に富んだ日常」に全面的に変えればすべて解決するというほど単純なものでもないわけですね。

では、いったいどうすればいいのか。

私は、やはり大切なのはバランスだと思います。つまり、毎日に変化がなさすぎるのもよくないし、だからといって毎日を変えすぎるのもよくない。日々の生活の中で「いつも通りのところ」と「いつもとは違うところ」とのバランスをうまくとってメリハリをつけていくといいのです。

ちなみに、人間のやる気は「50％はすでに知っている内容だけど、残りの50％はやってみないと分からない未知の領域」というバランスにおいてもっとも引き出されるのだそうです。

これを提唱したのはロシアの心理学者、レフ・ヴィゴツキーで、この理論は「発達の最近接領域」と呼ばれています。つまり、経験済みのことや分かっていることばかりでは、刺激が少なすぎて脳が退屈してしまう。かといって、未経験のことややったことがないことばかりでは、ハードルが高すぎて脳がストレスを感じてしまう。両者の割合をちょうど半々にして「50%はいつも通り」「50%は新しいことにチャレンジ」というバランスにすれば、脳にやる気や集中力が出てその人の力が発揮されやすくなるというわけです。きっと、この「50%/50%の黄金バランス」を意識して仕事や作業などを設定していけば、脳にちょうどいい刺激を送りつつ、脳回路を成長させていくことができるのではないでしょうか。

もっとも、この「50%/50%のバランス」は、その人の年齢やタイプによってパーセンテージの比を変えていってもいいと思います。

たとえば、60代、70代以上の高齢になると、けっこう新しいことにチャレンジするのが億劫になってくるもの。そういう場合は「未経験領域へのチャレンジ」のパーセンテージを落として「70%/30%」「80%/20%」くらいにしてもOKです。それでも、「仕事や生活にチャレンジ要素を盛り込もう」という意識があるのとないのとでは、日々脳に送り込まれる刺激の量が大きく違ってくるはずです。

それと、日常あまりにもマンネリ仕事にどっぷりと浸かってしまっている人は、チャレンジ要素をいきなり50%まで引き上げるのはたいへんだと思います。先に取り上げたお役所の公務員さんなどは人によっては「未経験領域へのチャレンジ要素」が0％の方もいらっしゃるかもしれません。ですから、そういう場合はいきなり50％にするのではなく、10％、20％、30％と段階を踏んで慣らしながら引き上げていけばいいのではないでしょうか。

また、仕事や生活にチャレンジ要素を盛り込んでいく場合は、「簡単にできる小さなこと」から変えていくのがコツです。お役所の窓口の業務であれば、「必ず笑顔であいさつする」とか「いままでと違うパターンでお年寄りを案内してみる」とか「マニュアルにない会話や行動を1日ひとつ盛り込んでみる」とか、これなら自分にもできるかなというところからスタートしてみるのです。

なお、もの忘れ外来で「脳の刺激を簡単に増やす方法はないですか？」と聞かれたとき、私は「あまりよく知らない人と話すこと」とアドバイスしています。

たとえば、ビジネスパーソンであれば、会社関係と家族以外で「1日3人」と会話を交わすのを目標にしてみてください。駅の売店のおねえさんに「今日はいいお天気ですね」と声をかけるだけでもいいし、立ち寄ったコンビニの店員さんとひと言ふた言、言葉を交わすだけでもいいのです。会社関係と家族を除くと、他には誰とも話さずに1日を終えてしまうパターンはわりと多いもの。でも、「1日3人」のノルマであれば、たぶんそんなに負担に感じることなく達成することができるはず。こうした何気ない会話も日々チャレンジしていけば、脳にとってけっこう大きな刺激になっていくものなのです。

ぜひみなさんも、1日の生活、1日の仕事に「小さな変化」をつけることを大切にしながら、「チャレンジ要素」を少しずつ広げていってください。そして、毎日の暮らしの中で脳を賢く刺激していきましょう。

## 「新しいもの好きな性格」「引っ込み思案の性格」、脳を長持ちさせるにはどっちがいい?

マンネリ仕事を日々淡々とこなすだけの生活を送っていても「自分はこれでよし」

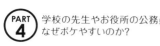

と思うか、それとも、毎日新しいことに積極的にチャレンジして「やっぱり自分はこうでなきゃ」と思うか。こうした傾向の違いには、その人の性格も大いに関係してきますよね。

みなさんは、自分がどっち向きの性格だと思いますか？

世の中には、新しいものや変わったものが好きで、何か自分の興味を引くことがあるとすぐに首を突っ込んでくる人がいます。そういう人は冒険心が高く、リスクを顧みずにいろいろなことにチャレンジしていく傾向があり、脳科学ではこういう性格タイプを「新奇探索傾向が強い」と表現します。

一方、世の中には、新しいものに興味がなく、何事にも引っ込み思案で、いつも通りのスタイルで行動することを好む人もいます。そういう人は不安や心配をつのらせやすく、リスクを重視してチャレンジを回避する傾向があり、脳科学ではこういう性格タイプを「損害回避傾向が強い」と表現します。

わかりやすく説明するなら、新奇探索傾向が強い人は、携帯電話の新機種が出るとすぐに飛びついて機種変更をし、スーパーの陳列棚に変わった味のポテトチップス

(納豆味とか焼き肉味とか)を見つけるととりあえず買ってみる。それに、多くの人が集まるパーティーでは、よく知らない人や初対面の人にも自分から積極的に話しかけていくようなタイプです。これに対して損害回避傾向の強い人は、携帯電話はもう何年も同じものを使っているし、ポテチは必ず定番のコンソメ味かうす塩味を選ぶ。パーティーでは決して自分からは話しかけず、いつも誰かから話しかけられるのを待っているようなタイプです。

なお、この「新奇探索タイプ」か「損害回避タイプ」かは、生まれつき遺伝的に決まっているという学説があります。

ざっくりと説明しておきましょう。この性格傾向には、ドーパミン受容体のD4遺伝子(DRD4)が関係しているとされています。

ドーパミンはよく知られるように、快感や意欲をもたらす脳内物質です。ドーパミンが前頭葉に放出されると、人は「わー、気持ちいい、この快感をまた味わいたい」となって意欲をかき立てられることになります。その放出されたドーパミンをキャッチする受容体のひとつがD4遺伝子です。

このD4遺伝子はちょっと変わった構造をしていて、ひもが繰り返し折りたたまれたような部分があります。そして、この「繰り返し」が何回あるかによって、新奇探索傾向の度合いが決まってくることが明らかにされているのです。つまり、繰り返しが多い人は遺伝的に新奇探索傾向が強く、繰り返しが少ない人は遺伝的に損害回避傾向が強いということになるわけですね。

もちろん個人差はありますが、わたしたち日本人の大部分は繰り返しが少なめ。すなわち、日本人は全体として損害回避傾向が強めの民族ということになります。これに対して、アメリカ人には繰り返しが多く、新奇探索傾向が強い人が大半を占めるとされています。やはり、夢を求めて新大陸に移住し、フロンティア・スピリットで西部を開拓してきた人たちの末裔ですから、もともと新奇探索傾向が強いのかもしれません。

また、D4の繰り返しが多い人ほど、国際結婚をする傾向が強かったというユニークな研究報告もあります。おそらく、新奇探索傾向の強い人たちは恋愛や結婚でもリスクにとらわれず、新しい刺激、変わった刺激を求めているのでしょう。逆に、いまの日本では結婚しない男女が増えていますが、それにはリスクが大きいからと引っ込み思案になりがちな損害回避傾向の強さが影響しているのかもしれません。

ただ、ここで気をつけておいてほしいのは、必ずしも「新奇探索傾向が強いほうがよく、損害回避傾向が強いのはよくない」というわけではない点です。たとえば、新奇探索傾向があまりに強いと、「無謀な冒険をして手痛い失敗をしやすくなる」「ハイリスク・ハイリターンのギャンブルにハマりやすくなる」といったデメリットも現われやすくなってきます。

それに、損害回避タイプであることのメリットも当然あるのです。何をするにも引っ込み思案で心配性なのは、裏を返せば、自分の行動に慎重で思慮深いということ。たとえば、狩猟時代なら、新奇探索タイプの人は危険な場所にもどんどん入っていったり見慣れない食べ物を食べたりして命を落とすことも多かったでしょうが、損害回避タイプの人はそういうリスクは決して冒しません。そうやって慎重に思慮深く行動してきたことで、命を永らえ、子どもを守り、子々孫々遺伝子を継いでこられたわけです。だから、どっちが「いい」とか、どっちが「悪い」とかいうことではなく、明らかな損害回避タイプであっても別に気にすることはないのです。

もっとも、こと「脳に与える刺激」という点で見ると、どうしても新奇探索タイプのほうが多くなって、損害回避タイプのほうが少なくなりがちになるのは致し方ありません。

では、損害回避タイプの人が脳への刺激を増やすにはどうすればいいのでしょう。

それには、自分の許容範囲内で小さなチャレンジを重ねていく姿勢が大切です。たとえ外に出たり、人に会ったりするのが好きでなくても、自分のいつものテリトリー内で刺激を求めていくことは十分に可能です。そのテリトリー内で、ちょっとだけいつもとやり方を変えてみたり、小さなチャレンジをしてみたりするだけでもOK。「これくらいなら、やってみようか」というチャレンジを重ねつつ、少しずつ間口を広げていけばいいのです。

つまり、新奇探索タイプであっても損害回避タイプであっても、大切なのは自分を知ること。自分の性格傾向をちゃんと把握して、自分の無理のない範囲で適切なレベルのチャレンジをしていけばいいのです。そうやって自分の性格傾向を知ったうえで刺激を求めていけば、きっと長い人生の中で「より自分らしい脳の力」を引き出していくことができるのではないでしょうか。

## 「脳を衰えさせやすい性格」は変えられる!

「みなさんは自分の性格を変えられると思いますか? 変えられると思う方はちょっと手を挙げてみてください」

講演などでこう問いかけると、だいたいパラパラと手があがる程度。幼い頃から形成されてきた自分の性格は、ある程度固まってしまったらもう変わらないと思っている人はけっこう多いようです。

しかし、決してそんなことはありません。

性格は変わろうと思えば変えられます。ただ、人の性格には「変わりにくい要素」と「変わりやすい要素」があるのです。

これに関して少し説明を加えておきましょう。アメリカ・ワシントン大学のクロニンジャー博士は、人のパーソナリティーを7つの因子に分類しています。この7つの因子は「4つの気質」と「3つの性格」から成り、「4つの気質」のほうは先天的遺伝の影響が大きく、「3つの性格」のほうは後天的環境の影響が大きいとしているのです。

**【4つの気質】**

①新奇探索傾向（好奇心の強さ・衝動性・浪費癖など）
②損害回避傾向（心配性・悲観しやすさ・引っ込み思案など）
③報酬依存（自己承認欲求の強さ・感情や思い入れの強さ・人懐っこさなど）
④固執（粘り強さ・完璧であることへのとらわれやすさなど）

**【3つの性格】**

⑤上昇志向(自立心・出世への意欲・責任感の強さ・目標を達成する力・自己効力感・リーダーシップの強さなど)
⑥人づき合いにおける協調性(助け合いの精神・正義感・共感力・良心・自己犠牲・頑固さ・他人の意見に耳を傾けられるかどうかなど)
⑦自己超越性(スピリチュアルなものへの魅かれやすさ・主義や信条、宗教などへののめり込みやすさなど)

つまり、先の項で述べた「新奇探索」「損害回避」をはじめ、①~④の「4つの気質」は遺伝傾向が強く、変えようと思ってもなかなか変わらない要素ということになります。変わらないのは、ドーパミン、セロトニン、ノルアドレナリンなどの脳内物質の分泌傾向が影響しているからだとされています。

これに対し、⑤~⑦の「3つの性格」は人生の中で学習や経験を積み重ねることによって変えていくことができるのです。

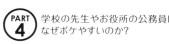

たとえば、⑤の「上昇志向」には、仕事などで成功体験を重ねることによって変わり得る性格の要素が詰まっています。たまに同窓会などに行くと、学生時代はボサッとしていた級友が仕事で自信をつけて見違えるように立派になっていて驚かされることがありますが、こういった成長も上昇志向の性格要素が変わることによってもたらされるものなのでしょう。

また、⑥の「人づき合いにおける協調性」も仕事や生活で経験や学習を積むことによって大きく変わり得る性格要素です。例を挙げれば、かつては独断専行が目立った人が仕事の失敗からチームワークの大切さを学んだり、ボランティア活動をした人が自分を犠牲にして人を助けることの大切さに目覚めたり、結婚して家庭を持った人がパートナーに共感することの大切さを学んだり——そういった経験によって人とつき合っていくうえでの性格傾向が変わっていくわけです。

なかでも「脳の衰えを防ぐ」という点で注目していただきたいのが、「人づき合いにおける協調性」の中に「頑固さ」という要素が入っている点です。

PART1で解説したように、「頑固さ」はわたしたちの脳を疲弊させやすい性格要素のひとつ。何をするにしても自分のやり方を曲げず、他人の言うことに耳を傾けようとしない頭の固い人は、周りから孤立しやすいうえにストレスやフラストレーションをためやすく、脳の衰えをたいへん進ませやすいのです。

しかし、この「頑固さ」という厄介な性格要素も、これからの人生で多くの人づき合いを経験してその中から気づきや発見を学びとっていけば十分に変えていけます。そうやって頑固な性格を変え、協調性や柔和さを身につけていけば、その人の残りの人生は大きく変わってくるでしょう。そうすればきっと、脳を衰えさせることなく、健やかに長持ちさせていけるような方向へと人生をシフトチェンジしていくこともできるのではないでしょうか。

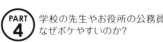

人間の脳はもともと「変わりやすい器官」です。脳には「変わろうとする力」が備わっていると言ってもいいでしょう。

この「変わりやすさ」を専門的には「可塑性が高い」と呼びます。日々、「自分を変えよう」「やり方を変えよう」「毎日を変えよう」といったようにチャレンジをしていると、その変化の刺激によって可塑性が発揮され、脳の神経回路が成長したり組み替えられたりしてさかんに変わっていくのです。すなわち、日々刺激をインプットして変わろうとしていれば、「脳の変わろうとする力」が引き出され、自分で自分の脳を変えていくことができるわけですね。

だから、わたしたちは、変わろうと思えば変わっていける。自分の力で性格も変えられるし、自分の力で脳も変えられるのです。

私は、そうやって自分を変えながらうまく脳をナビゲートしていけば、脳の衰えを防いでいくこともできると考えています。もちろん、うつ病を防いだり認知症を防いだりできるように仕向けていくことも十分に可能でしょう。

ですからみなさん、日々脳を刺激して「変わろうとする力」を引き出しながら、脳を衰えない方向へとナビゲートしていってください。

いまからでも十分に間に合います。脳をよりよい方向へシフトして「ボケない脳」「衰えない脳」をつくっていきましょう。そして、自分の人生をより健康でより幸せな方向へとナビゲートしていきましょう。

# PART 5

# 女と男では、ボケ方も脳の衰え方もこんなに違う！

## ―― 女脳と男脳では脳の老化パターンが違っていた！

# 女性のほうが長生きするし、脳も衰えにくい。そのいちばんの理由は？

女性は男性よりも長生きします。

平均寿命を比べると、その差は歴然。女性87・26歳、男性81・09歳ですから6歳以上の差があることになります。

そして、寿命と同じように、脳の衰え方にも男女間では大きな差があります。

つまり、女性の脳のほうが、男性の脳よりも衰えにくい。女性の脳のほうが基本的に丈夫だし、機能も落ちにくいし、長持ちしやすい——そういう傾向が強いのです。

いったい〝脳の男女格差〟ができてしまうのはなぜなのか。

その大きな理由はホルモンにあります。

みなさん、エストロゲンをご存じですよね。そう、女性の生理周期をつくり、肌や髪の美しさなどにも大きな影響を及ぼしている女性ホルモン。エストロゲンは男女双方に分泌されていますが、ほんのわずかしか分泌されない男性に比べ、女性の分泌量はケタ違いに多いのです。

このエストロゲンには体を守り、丈夫に保つ働きがあります。女性が妊娠・出産という「体に大きな負担がかかるイベント」をこなすことができるのも、女性が男性よりずっと長生きをすることができるのも、基本的にはエストロゲンの力に依るところが大きいと言っていいでしょう。

女性のエストロゲン分泌量は、閉経を迎えると急落します。そのため〝分泌量が急落するのに、どうして長生きにつながるの？〟と不思議に思う方もいらっしゃるかもしれません。ただ、閉経して分泌量が急落してからも、エストロゲンの「体を守り丈夫に保つ作用」は細々と続いていくのです。

きっと、それだけエストロゲンの力が強いのでしょう。閉経前はもちろん閉経後も含めて、「女性の一生はエストロゲンの力によって守られている」と言っていいのではないでしょうか。

そして、このエストロゲンの強力な作用は女性の脳にもしっかり働いているのです。

すなわち、女性の脳はエストロゲンの「脳を守り、丈夫に保つ力」によって保護されているのだということ。実際、エストロゲンには脳の血流を増やしたり、脳の海馬の機能をよくしたり、神経細胞の働きを活発にしたりといった多くの作用があることが認められています。しかも、最近では脳の萎縮を回復し、記憶学習能力を改善する働きがあることも明らかになりました。

このように、女性の脳は男性の脳よりもハードウェアとして頑丈であり、長持ちするようにできているのです。

それに、ソフト面でも女性の脳はとても優秀です。コミュニケーション能力が高かったり、細かいことをよく記憶できたり、共感力に優れていたり、マルチタスク作業が得意だったり……男性の脳が苦手としがちなことを苦もなくサクサクとこなす傾向があります。ここでは脳の男女差の傾向についての詳しい言及は避けますが、脳の基本性能という点では、ハード面でもソフト面でも、女性は男性を大きく上回っていると言っていいのではないでしょうか。

ただし、女性の脳には、ひとつだけ大きな不安要素があるのです。

それは、アルツハイマー型認知症になりやすいという点。長年の医学研究により、アルツハイマー型認知症になる女性は、男性より2～3倍も多いことが分かっているのです。

女性に多い理由はいったい何なのか。まだ全貌は解明されていないのですが、これにはふたつの可能性が取り沙汰されています。

ひとつは「長生き」です。先の章でも述べたように、長生きは認知症の最大のリスクファクター。女性が男性よりも6年も長生きする以上、女性に認知症が多くなるのも当然ではないかというわけですね。

しかし、長生きだけでは説明できない面もあります。それというのも、若年性のアルツハイマー型認知症も明らかに女性のほうが多いのです。「若年性」には長生きという要因は関係ありませんので、〝じゃあ、別の要因が働いているのかもしれない〟ということになります。

そこで、可能性として注目されているふたつめの理由が「エストロゲン説」です。

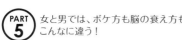

すなわち、女性の脳を衰えからガードしてくれているエストロゲンが、じつはその一方でアルツハイマー型認知症を発症させる隠れた原因となっているのではないか――というわけですね。

これに関しては、「閉経前後にエストロゲン分泌量が大きく変動するのがよくないのではないか」「閉経後にエストロゲンが一気に欠乏するせいで脳の病的老化が進むのではないか」といった論も唱えられています。まだ医学的に決着のついていない問題ではありますが、エストロゲンは非常に強い力を持つホルモンなので、その強い力の反作用として「脳を衰えさせるマイナスの影響」が現われることもあり得るのかもしれません。おそらく、今後研究が進めば、アルツハイマー型認知症が女性に多い原因も解明されていくことでしょう。

なお、ホルモン補充療法について少し触れておきましょう。よく知られるように、ホルモン補充療法でエストロゲンを補うと、乳がんや子宮がんのリスクが高まるなどの副作用が出る場合があります。だから、安易に頼るのは考えもの。無月経やひどい更年期障害などよほどの事情があるのなら仕方ありませんが、美容やアンチエイジングのためにホルモン補充療法を行なうのは避けるべきでしょう。

同様に、「脳の衰えを防ぐ」「脳の機能を高める」という目的でホルモン補充療法を行なうのも避けるべき。エストロゲンが脳に及ぼす作用はとても強力ではありますが、アルツハイマーとの因果関係も指摘されている以上、医療の力で増やすのには慎重な姿勢をとらねばなりません。

とにかく、男女の脳の衰え方にはけっこう大きな性差があるのです。最近は「性差がある」なんて言うと、すぐに「男女差別だ！」などと怒られてしまう風潮になってきていますが、その差の多くはホルモンの作用によって決まっていることなので仕方ありません。

ですから、男性も女性も「脳の衰え方には男女差がある」ということを心得たうえで、脳を衰えさせないための対策をとっていくべき。できれば、それぞれの脳の特徴・傾向の違いに合わせ、それぞれにふさわしい適切な対策をとっていくべきなのです。

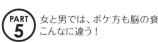

## 女はうつになりやすいけど、大ごとにはなりにくい。男はうつになりにくいけど、なったら大ごとになりやすい

男性と女性では、うつ病のなりやすさやこじらせ方においても大きな違いがあります。

その特徴・傾向の違いを簡単にまとめると、女性はうつになりやすいものの、軽度の段階で症状を訴えるため、大ごとにはなりにくい傾向があります。一方、男性はうつになりにくいけれど、いざ、なってしまうと周囲に隠して辛抱してしまうため、症状を訴えたときにはかなり悪化していることが多い。そのため自殺などの大ごとにつながりやすい傾向があるのです。

こうした男女差の傾向は、私が診てきたうつ病の患者さん方の大量のカルテからも明らかです。いったいなぜ性差で違いが現われるのか、ちょっと説明しておきましょう。

まず女性です。うつ病と診断される女性の患者さんはとても多く、発症率は男性の約2倍もあります。

その原因は脳内物質のセロトニンの影響が大きいとされています。

よく知られるように、セロトニンは精神の安定に深く関係している物質で、不足すると不安やイライラ、落ち込みなどを訴えやすくなります。ところが、女性はこのセロトニンが慢性的に不足しがちなのです。

そもそも、女性のセロトニンの分泌量のレベルは男性よりも低く、体内でのセロトニンの合成速度も遅いことが分かっています。しかも、女性の場合、セロトニンの分泌が生理周期に影響されるためにたいへん不安定なのです。PMS（月経前症候群）もそうですが、生理の前後にイライラしたり落ち込んだりすることが多いのもセロトニン分泌が不安定になるから。すなわち、女性はセロトニンの欠乏から情緒不安定に陥りやすく、そういうときに感情を大きく揺り動かされるようなショックな出来事でもあると、どっと深く落ち込んでしまうことになる。こうした流れで、うつの症状を発症してしまうことが多いのです。

もっとも、女性の心身はとても危機対処能力に優れていて、こういったピンチに陥ると我慢したりためらったりすることなく、早めにSOSを発信して助けを求める傾向があります。このため、比較的軽症段階で医療機関を受診することとなり、病状をこじらせることもなく、治療によってうつ病から早く脱却できるケースが多いのです。

一方、男性はセロトニン分泌が安定しているため、女性に比べればうつ病になりにくいと言えます。

しかし、なってしまうと厄介なのです。

すなわち、男性は周囲や他人に弱みを見せるのを嫌って、誰にも助けを求めようとせずにひとりで心身の不調を抱え込んでしまう。そのため、うつが発覚して医療機関に連れてこられたときには、かなり重い状態にまで進んでしまっている場合が少なくないのです。だから、治療にも長い時間がかかるし、そのうちに自殺のリスクも無視できなくなってくる。実際、うつ病による自殺者のほとんどは男性です。

男性がうつをひとりで抱え込んでしまうのには、「男は弱音を吐くな」「男は人前で涙を見せるな」といった教えが小さい頃から刷り込まれている点が影響しているのでしょう。ただ、それだけではありません。じつは、男性ホルモンのテストステロンが少なからず影響を及ぼしているのです。

テストステロンは、攻撃性や性欲、競争意識を高めるホルモンとして知られていますが、このホルモンの分泌量が多い男性は、他人と馴れ合ったり他人に助けを求めたりするのが苦手で、たいへん孤立性を高めやすいのです。それに、テストステロンの多い男性は、うつ病という診断を受けることを、「弱いヤツ」「負け犬」「落伍者」というレッテルを貼られたかのように否定的に受け取ってしまいがち。このため、つらさをひとりで抱え込んで〝もうダメだ〟というギリギリのところまで病気であることを隠し通そうとするわけです。

このため、一見テストステロンが大量に分泌されてそうなタフな感じの男性ほど、うつ病になると、長く辛抱したあげくにもろく崩れ去ってしまうことが少なくありません。それだけに、家族や職場の同僚など、周囲の人が早く異常や変化に気づいてあげることが肝要なのです。

ちなみに、男女ではうつになる原因の傾向にも違いがありますし、何とか脱出をはかろうとするときに選択するストレス解消法にも違いがあります。

原因となるストレスや悩みは、男性はたいてい仕事がらみですし、女性は圧倒的に人間関係がらみが多い。それに、たまったストレスを解消しようとするときには、男性はスポーツ、ギャンブル、ゲームなど、テストステロン系の行動で発散しようとする傾向が強く、女性は親しい人と長時間おしゃべりをしたり、甘いものや炭水化物などのヤケ食いに走ったりする傾向が強い。おしゃべりをしたり甘いものや炭水化物を摂ったりすると一時的にセロトニンが高まるため、女性たちはこれらの行動をとることで心身の安定を取り戻そうとしているわけです。

とにかく、うつ病ひとつとっても、男女でこんなにも傾向の違いがあるのです。だから本当は、うつ病の人に対しては、男性には男性向けの対処の仕方をし、女性には女性向けの対処の仕方をしていかなくてはならない。脳を衰えさせないため、うつ病を乗り越えていくために、ぜひみなさんも頭に入れておいてください。

## 女性は冬になるとうつ病になりやすい。その理由は日照時間にあった？

うつ病の性差傾向についてもう少し続けましょう。男性にはほとんど見られない傾向ですが、女性の場合、季節によってうつ病になりやすさが違ってきます。

女性がうつ病に見舞われやすくなるのは冬。みなさんは「冬季うつ病」という疾患をご存じでしょうか。

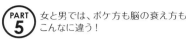

これは、毎年冬になると、理由もなくもの悲しい気分になって軽度のうつ症状が現われてくる現象。「ウィンターブルー」「季節性気分障害」などとも呼ばれる〝冬限定のプチうつ〟です。

症状は「もの悲しさ、寂しさ」「落ち込み」「イライラ」「意欲低下」など。また、甘いものが無性に欲しくなって過食気味になったり、どんなに寝ても眠気がとれず、過眠になったりする場合もあります。なかには、食べてばかり、寝てばかりいるためにどっと太ってしまい、自己嫌悪感をつのらせて家に引きこもってしまう女性も少なくありません。

こうした不調が現われてくるのは、だんだん日が短くなり、木枯らしが吹いてぐっと寒くなる晩秋あたり。もちろん冬の間はずっとうつうつとした不調の日々が続きます。ところが、春になり、気温が上がって日差しがやわらかくなってくると、自然に一連の症状が治ってしまうのです。そして、春、夏が過ぎ、秋になって冬が近づいてくると、また次第に気分が沈みだす……。これが毎年のように繰り返されるわけです。

いったい、冬になると症状が現われるのはどうしてなのでしょう。

その理由としては「冬は日照時間が短くなるせい」という説が有力です。日光はセロトニンの分泌と深く関係していて、日が短くなって日光を浴びる時間が少なくなると、自動的に分泌レベルが下がってきてしまうのです。

しかも、前の項で述べたように、女性はセロトニンの分泌が不安定で欠乏しやすい傾向があります。すなわち、もともと少なめのセロトニンが冬の日照時間短縮によってさらに少なくなってしまい、セロトニン不足によって情緒が不安定になってくるというわけです。

では、どうすればこの問題を解消できるのか。

対策はとにかくセロトニン分泌を促すこと。セロトニンは、肉に多く含まれるトリプトファンというアミノ酸を原料につくられるので、肉を意識的に摂るようにするのもひとつの手です。ただ、冬季うつ病の人は過食傾向が強まっているので、肉を食べすぎたりすればさらに太ってしまうリスクもあります。

私がいちばんにおすすめするのは、光を浴びてセロトニン分泌を刺激する作戦です。この光は人工的なものでもよく、精神科や心療内科では「強い光を照射する治療法」を取り入れているところもあります。

それと、やはりもっとも手軽にできて効果も高いのは「日向ぼっこ」でしょう。お天気がいい日にベランダや縁側、公園のベンチなどでゆっくり日差しを浴びれば、気分がやわらいでうつうつとした心が癒されてくるはずです。秋冬の穏やかな日差しであれば、紫外線の害はそんなに心配しなくてもいいでしょう。

また、お金と時間に余裕がある方は、冬になったら思い切って南半球へ旅行に出かけるのもいいかもしれません。日本は冬でも、南半球は夏まっさかり。日照時間も長いでしょうし、たっぷりと陽光を浴びてセロトニン分泌をアップさせることができるのではないでしょうか。

## 熟年離婚をすると、男はたいてい早死にする！ でも、女は離婚をするとかえって長生きする!?

世の中には、日々健康に気をつけていても早死にしてしまう人もいますし、健康のことなんかまったく気にしていないのにしぶとく長生きする人もいます。きっと「いったい何が短命と長命を分けるカギになっているのだろう」と不思議に思っている方も多いのではないでしょうか。

これについて、80年の歳月をかけてアメリカで行なわれた疫学研究があります。その名も「Longevity Project」（長寿研究）。おもしろい研究成果が報告されているので、ちょっと紹介しておきましょう。

この研究が画期的なのは、子どもの時期から死を迎えるまでのおよそ80年にわたり追跡調査をして、どんな要素が長生きに結びついているのかを調べた点。１９２１年、米スタンフォード大のルイス・ターマン教授は、当時10歳の児童１５２８人を対象に性格の傾向や社会生活の動向を調べ、その後どのような人生を歩んでいくのかを記録するという壮大なプロジェクトを立ち上げました。

調査は5～10年おきに対象者にインタビューをするというかたちで進められ、ターマン教授の死後は若手研究者らに引き継がれて、対象者の寿命が尽きるまで続けられました。その結果、「何が長生きに結びついているのか」の興味深いデータが浮かび上がってきたというわけですね。

ここでは多くを紹介できないのが残念ですが、たとえば、「子どものときに『明るくてポジティブな性格』だった人は早死にの傾向が強かった」「老後にのんびりした暮らしを選択すると早死にの傾向が強まる」「愛されているかどうかは寿命には関係なかった」といったように、かなり意外な結果も報告されています。気になる方は邦訳の書籍（『長寿と性格』ハワード・S・フリードマン、レスリー・R・マーティン著　桜田直美訳　清流出版）も出ているのでチェックしてみてください。

なお、この「長寿研究」の中で、私がいちばん興味を引かれたのは、結婚・離婚状況と男女の寿命に関しての報告です。

これによれば、男性に関しては、独身の人よりも結婚している人のほうが長生き率が高く、とくに「ひとりの妻と生涯連れ添った男性」は長生きする傾向が強かったそうです。また、離婚して独り身になってしまった男性や妻に先立たれてしまった男性は早死にしてしまう傾向が顕著だったそうです。この結果からすれば、やはりパートナーと一緒に暮らすことは大事なんだなということになりますよね。

ところが、一方の女性はというと、夫と離婚したり夫に先立たれたりしても、ほとんど寿命に影響がないという結果が出たのです。しかも、離婚組の女性は、離婚組の男性よりもはるかに長生きであり、むしろ、夫と別れてからのほうが健康にいきいきと人生を送る人が多かったといいます。

つまり、熟年離婚でもしようものなら、男のほうはあっけなく早死にしてしまう可能性が高いけれど、女のほうは変わらないか、逆に長生きする傾向が強まるというわけです。

こうした差が出る理由を私なりに分析するならば、男女の社交性の違いや生活能力の違いが影響しているのではないでしょうか。

一般に男性は社交性が乏しく孤立性を高めやすい傾向があります。男性ホルモンのテストステロンには「問題を抱え込んでも自分ひとりで解決する」という傾向を強める働きがあるのです。このため、妻がいなくなると、誰にも助けを求めずひとりで家に引きこもり、社会から孤立してしまう傾向が強い。しかも、中高年の男性には、これまで家事を妻任せにしてきたために、料理、掃除、洗濯などの作業に苦労する人が少なくありません。きっと、食事もいい加減になるでしょうし、ストレスや疲労もたまるでしょう。こうした状況から、病気になったり体調を崩したりして早死にしてしまうケースが多くなるわけです。

これに対し女性は、一般に社交性に富み、地域社会や人とのつながりをたいへん大事にします。女性ホルモンのエストロゲンの影響もあり、他人への共感能力が高く、ひとりで悩みを抱えずに仲間同士で助け合いながら生きていく傾向が強いのです。それに、女性は夫がいなくなっても家事などの生活能力の点で困ることがありません。むしろ、パートナーがいないほうがストレスや家事負担が減ってラクになったと感じる人もいるでしょう。だから、離婚をしたり夫に先立たれたりしても、健康を損なうことなく社会の中でのびのびと生きていくことができるわけです。

私は、パートナーとの離婚後や死別後に社会的に孤立してしまうかどうかは、認知症やうつ病の発症にも大きく影響すると考えています。現に、私のクリニックでも「パートナーに先立たれてからボケてしまった」「離婚後、家に引きこもってうつ病になってしまった」といったケースが非常に目立っています。

ですから、とくに男性は、早死にしたりボケたりしないためにも、パートナーである奥様のことを大事にしていくべき。具体的にはできるだけの気遣いを心がけ、その気遣いを行動でも示して、自分も家事をやったり言葉をかけたりすべきでしょう。そうやって日々パートナーシップを深めておけば、少なくとも「いい歳になってから熟年離婚を言い渡される」なんていう怖ろしい事態は回避できるのではないでしょうか。

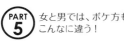

## コミュ力のない男はボケまっしぐら!? 男の寿命はどれだけ多くの言葉を口にするかで決まる！

最近はコミュニケーション能力のことを「コミュ力」と呼ぶのだそうですね。

私は、コミュ力のない男性は、脳が衰えるのもボケるのも早いと考えています。女性はしゃべることに関しては心配ありません。でも、男性には無口な人、寡黙な人が多く、あまり積極的にコミュニケーションをとろうとしない人が目立ちます。そういう男性がろくにしゃべらない日々を長く送っていると、脳が刺激不足に陥って早く衰えてしまうのです。

とりわけ、用心してほしいのが「定年後」です。どんなに無口な男性でも、日々仕事をしていれば、職場の人などと否応なく会話をするもの。しかし、定年を迎えて職場へ行く必要がなくなると、外に出たり人に会ったりすることが減り、コミュニケーションの機会が大幅に減ってしまいます。奥さんや子ども、孫など、家族とよく話していればまだいいのですが、家にいる時間が長くなると、いちいち声に出すのを億劫がって次第に言葉を発さなくなっていくケースが多いのです。

そもそも、言葉は脳の表現形であり、「考えたことや頭に浮かんだことを言葉に出して誰かに伝える」という行為は、それだけでけっこうな脳の刺激になっているもの。この「発語」の機会がガクンと減れば、当然、脳への刺激もガクンと減ってしまうことになります。そして、刺激が減れば、脳が老化したり衰えたりするリスクがぐんと高まってしまうことになるわけです。

ですから、男性の方々は脳を衰えさせないためにも、コミュ力を鍛え、なるべく頻繁に会話を交わすようにしていくべきです。

とくに大事なのは、日常レベルの他愛もない世間話です。たとえば、「今日の朝ドラはどうだった？」とか「2丁目に新しいラーメン屋ができたの知ってる？」とか「明日は急に気温が上がるんだってさ」といった当たり障りのない会話が「毎日ちゃんと交わされている」ことが肝心なのです。

男性は、「筋道を立てて論理的に話す会話」はわりと得意であり、そのため、話を組み立てたり言葉を選んだりして考えてから話す傾向があります。言わば、「話をすること」に対してけっこうな労力をかけてるんですね。ただ、どうでもいいような当たり障りのない会話となると、「そんなこと、わざわざ話さなくてもいいことだよな」と、めんどうがってあまり口を開きません。要するに、よけいなエネルギーを費やしたくなくて労を惜しんでいるのです。

しかし、どんなにつまらない会話であろうとも、男性はしゃべることに対して労を惜しんでいてはいけません。とくに会社を定年になった後は、「労を惜しんで口をつぐんでいたら、脳の衰えはどんどん加速する一方だ」くらいに思っておいたほうがい

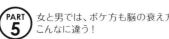

いでしょう。

もっと言えば、どれだけ多くの言葉を発するかは、その人の寿命にも大きく影響してきます。高齢者の場合、日頃からしっかり「発声」「発語」をしていないと、のどの筋肉が衰えて飲み込んだり呼吸をしたりする機能が衰えがちになるのです。こうした機能を早い段階で衰えさせてしまうと、誤嚥性《ごえんせい》肺炎などを起こして命を落とすリスクも高まります。

とにかく、男の寿命はどれだけたくさんの言葉を発するかどうかによって決まってくると言っても過言ではないのです。ぜひみなさんも日々の何気ないコミュニケーションを大事にして、言葉で脳を刺激しつつ長生きをしていくようにしましょう。

## 老後の人生を幸せに生きるキーワード、「おばあちゃん効果」「おじいちゃん効果」って何?

みなさんは、老後の自分がどんな人生を送っていたらいちばん幸せだと思うでしょうか。きっと、田舎に引っ込んで晴耕雨読の生活をするとか、かわいいペットたちに囲まれて暮らすとか、仕事を細々と続けて地域に貢献するとか、みなさんそれぞれに「老後の幸せのビジョン」があるのではないでしょうか。

ただ、じつは老後の人生に何を求めるかの傾向にも、男性と女性とでは違いがあるという説があるのです。その裏づけとなっているのが「おばあちゃん効果」「おじいちゃん効果（長老効果）」。簡単に紹介しておきましょう。

そもそも、繁殖期間が終了して以降も何十年も生き続けるのは人間だけです。他の動物はだいたい「繁殖して子孫を残す」という役目を終えるとすぐに死んでしまいます。ところが、ヒトという動物は繁殖を終えてからも、しわしわのおじいちゃん、おばあちゃんになるまでしぶとく生き続けるのです。

このようにヒトが老いてからも長く生き続けるのには、生物学的・社会学的に何かしらの意味や役割があるのではないか――。すなわち、それを理論づける仮説としてあがってきたのが「おばあちゃん効果」と「おじいちゃん効果」なのです。

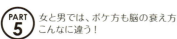

「おばあちゃん効果」から説明しましょう。太古の狩猟採集時代、成人女性は木の実や果実を集める貴重な働き手でした。ただ、人間の子どもは大きくなるまでにたいへん手間がかかるもの。女性たちが自分が産んだ子どもの世話にあれこれと時間を取られていたら、採集の仕事がはかどらなくなってしまいます。そこで、おばあちゃんの出番。育児や生活の知恵が豊富なおばあちゃんが孫のおもりをしてくれていれば、女性たちは安心して木の実を集めに行けます。そして、そういう分担ができているグループのほうが、食糧に安定的にありつくことができ、効率的に生き残っていくことができたであろうと見られているのです。

つまり、共同体が子孫を確実に残して繁栄していくには「孫の面倒を見るおばあちゃんたち」の存在が欠かせなかった。こうした生存戦略上の理由から、人間の女性はおばあちゃんになるまで長く生きるようになっていったのではないかというわけです。

一方、「おじいちゃん効果」のほうはどうなのか。狩猟採集時代、壮年男性の多くは狩りに出かけてムラを留守にしていました。ムラに残された人々は、知恵を出し合いながら自分たちで外敵から身を守り、さまざまなトラブルを乗り越えていかなくてはなりません。そこで、おじいちゃんの出番。長い人生で多くの経験を積んできた長老がいれば、「こういうときには、こう対処するべきだ」という知恵や技術を授けてくれます。それに、長老がいれば、狩りの心構えやムラの掟、生き残っていくためのコツなどを子どもや若者に伝授してくれることも期待できます。そういうふうに長老がしっかり役割を果たしていれば、そのグループは知恵や技術を代々伝承してムラを守っていくことができたでしょう。

つまり、共同体が子孫を増やして繁栄していくには、こうした長老たちのムラへの貢献が欠かせなかった。こうした生存戦略上の必要から、現役を引退した男性たちはおじいちゃんになるまで長く生きるようになっていったのではないかというわけです。

では、ここで再び老後の人生の幸せについて考えてみましょう。

つまり、「おばあちゃん効果」「おじいちゃん効果」が現代のわたしたちに受け継がれているとすれば、女性はおばあちゃんになったときに子どもや孫の面倒を見る役割を持つと幸せを感じやすくなる。男性はおじいちゃんになったときに社会の中で長老のように敬われ、年若の仲間たちに自分の知恵や技術を教えていくような役割を持つと幸せを感じやすくなる——と、そう考えられるわけです。こういった「老後の人生に何を求めるかの傾向」は、人類が長い長い歴史を辿ってきた過程で、わたしたちの脳の本能的な部分に深くインプットされているのかもしれません。

そう言えばひと昔前の沖縄では、ムラのお年寄りはみんな「おじい」「おばあ」と呼ばれてとても大切にされていました。若い頃、私は沖縄を何度も訪ねたことがあるのですが、おばあたちは多くの子どもや孫に囲まれて世話を焼きながら暮らしていましたし、おじいたちもムラの祭礼や行事を取り仕切ったり若者たちを指導したりして活躍していました。当時の沖縄は長寿県として知られていましたが、そういうふうに年寄りがちゃんと役割を持っていたことも、おじいやおばあたちが長生きをする理由のひとつだったのでしょう。

私は、「おばあちゃん効果」「おじいちゃん効果」は、老境を迎えた人間が残りの人生でどういうポジションを築いていけばいいのかを考えるうえでの〝いい指標〟になると思っています。年老いてからも自分の役割を持って務めを果たしていくことは、脳を衰えさせないための重要な要素のひとつ。きっと、女性も男性も、それぞれがこういう方向へ老後の人生をシフトしていければ、より幸せに長生きをすることができるし、より幸せに脳を長持ちさせていくことができるのではないでしょうか。

# PART 6

# スマホ脳、SNS、糖質制限、睡眠リズム……脳を衰えさせる日常の意外な落とし穴

―― 毎日の生活習慣、情報への接し方で
脳の衰えに大きな差がつく

## 糖質制限をするとボケやすくなる⁉ 高齢者の体重減少は認知症のサインだった！

「見て見て、わたし、近頃こんなにやせたのよ」――高齢にさしかかった女性が自分の家族にこんな自慢をしていたとしましょう。

いくつになってもダイエットを気にかけている人は多いもの。娘や孫などとダイエット情報を共有して、流行《はや》りの減量法を試している高齢者もいることでしょう。

しかし、ちょっと待ってください。ひょっとしたら、体重が減ったのはアルツハイマー型認知症が近づいているサインかもしれません。

それというのも、最近アメリカ・ハワイで行なわれた疫学調査で「アルツハイマー型認知症の人は発症の5年ほど前から体重が減り始めていた」ということが明らかになったのです。

この調査は30年かけて約2000人の被験者の体重を定期的に計測することで行な

われました。すると、被験者の食生活やカロリーの摂り方に大差がないにもかかわらず、アルツハイマー型認知症になった高齢者は数年前から有意に体重が減っていることが判明。これにより「高齢者の体重が目立って減ってくるのは、認知症に先立って現われる要注意サインなのではないか」と取り沙汰されるようになったわけです。

これ以外にも、アルツハイマー型認知症と体重減少との因果関係に関しては多くの研究報告があります。さらに、こうした体重減少には前頭葉の活動の低下が起因しているという論文もあります。つまり、脳の前頭葉機能が低下して体重が減少すると、アルツハイマーになるリスクが高まるというわけです。

そもそも、わたしたちの脳は、日々常に体の脂肪量や体重の変化をモニターしています。人類は先史時代から気の遠くなる年月を飢えと闘ってきました。食べ物というエネルギーが入ってこなければ脳も体も生きていけません。そのため、生き残っていくための生命線である体内の脂肪貯蓄量があとどれだけあるか、体重がどれくらい変動したのかを絶えずチェックする管理システムが脳に備わっているのです。

アルツハイマーの前兆として体重が減少するのは、こうした脂肪や体重のモニターシステムの異常が関係している可能性もあります。もっと言えば、脳がモニター管理を放棄したような状態になっているのかもしれません。実際、アルツハイマーを発症すると、糖や脂肪を体内で正しく代謝して利用することができなくなり、普通に食べていても太ることができなくなってくるのです。

だから、高齢者のみなさんは、体重減少には十分に気をつけるべきでしょう。近年は高齢者の低栄養状態（現代型栄養失調）も問題になっていますし、ダイエットをがんばっていた人が体重が減ったといっても、それはもしかしたらアルツハイマーのサインかもしれないのです。私は、60代半ばを過ぎた人は、もう美容のためのダイエットなど行なわないほうが身のためだと思います。

なかでも、高齢になってからハードな糖質制限を行なうのは、かなり危険な行為だと思っておいたほうがいいでしょう。

みなさんご存じのように、脳は糖質をエネルギー源として動いています。また、糖質制限によって糖質が体に入ってこなくなると、体内の脂質が代替エネルギーとして利用され始め、それによって体脂肪が減っていくようになります。ただ、それは脳のモニター管理システムにとってはかなり危機的状況を意味するのです。要するに、脂質がエネルギーとして使われるのは、飢餓が続いて命がピンチに陥ったときのための「非常用手段」であり、本来はそう簡単に発動していい手段ではありません。安易にこの非常用手段を発動すると、脳は生命維持が危機に瀕していると判断して混乱することになるでしょう。それに、こうした維持管理システムの混乱が、脳の衰えやダメージにつながらないとも限りません。

私は、基本的に糖質制限は「ちょっと炭水化物や甘いものの摂取を控えめにしておこう」というくらいの「ゆるいもの」にしておくべきだと思います。また、「ゆるいもの」であっても、やっていいのはせいぜい65歳まで。それ以上の高齢者は「ゆるいもの」でもNGと心得るべきでしょう。

さらに、糖質の摂取を一切カットするようなハードな糖質制限は、「糖尿病や肥満で医療の助けを必要とするような人が医師の管理のもとで行なう場合」にのみ限定すべきだと思います。

ですから、高齢のみなさんはお孫さんなどから「おばあちゃん（おじいちゃん）、わたし糖質制限ダイエットで5キロもやせたんだよ。おばあちゃん（おじいちゃん）も一緒にやらない？」なんて言われても、軽々しくうなずいてしまってはダメ。この先も脳を健やかに維持していきたいのであれば、1日3食、毎日普通にごはんを食べるようにして、「ダイエット話」には一切乗らないようにしていくべきでしょう。

また、最近では、「リバスタッチパッチ」など、抗認知症薬に体重を維持する効果が期待されています。

## 漢字を忘れる、自分の電話番号も知らない、道を覚えない……スマホに頼りっぱなしで「考えない脳」になっていませんか？

みなさんは「近頃、めっきり記憶力が落ちた」「固有名詞が出てこなくなった」と感じることはありませんか？

もちろん、認知症によってもの忘れが多くなったり、記憶力が低下したりすることはあります。もし60代以上であまりにもの忘れが目立つのであれば、念のために認知症のチェックをしたほうがいいでしょう。

しかし、どう考えても認知症には縁のないはずの20代、30代の若者や中年世代にもこうした記憶力低下をぼやく人が増えているのです。なかには、「小学生でも書けるはずの漢字を思い出せなかった」「毎日のように顔を合わせている同僚の名前が出てこなくて焦った」なんていう方もいらっしゃいます。

こうした場合、私は「スマホの使いすぎ」を疑います。すなわち、スマホに「脳の代わりの仕事」をさせてばかりいて、自分の脳をあまり使っていないために、脳の記憶検索エンジンをなまらせてしまっているのです。

たとえば、「有名人の名前や映画のタイトルが思い出せないと、すかさずスマホを取り出して検索する」「思い出せない漢字はすぐにスマホで調べる」「初めての場所に行くときは、スマホのナビに頼りっぱなしだ」「仕事や街角で〝これは覚えとかなきゃ〟と思ったものは、スマホで写真を撮って記録する」といったように、（本来は脳を使って行なうべき）記憶作業をスマホに肩代わりさせてしまっているわけです。そう言えば、昔は知人の電話番号をいくつも暗記していたものですが、最近は自分の電話番号すら覚えていない人が少なくありません（じつは私もそうです……）。みなさんの中にも思い当たるフシがある人が多いかもしれませんね。

もちろん私は、こういうスマホの使い方をすべてダメだと言うつもりはありません。むしろ、便利な機能はどんどん使ったほうがいいと思っています。しかし、スマホは「脳の外部記憶装置」ではありません。「思い出せないこと」や「覚えておきたいこと」にぶつかるたびにスマホに頼ってばかりいたら、わたしたちの本来の記憶力はどんどん錆びついてしまうのではないでしょうか。

それに、最近は「スマホで検索すればすぐ分かりそうなことは、別に覚えなくてもいいや」「スマホの翻訳アプリがあれば、英語なんてもう勉強しなくてもいいや」「スマホのナビがあれば道順なんか覚えなくてもいいや」「記憶すべきことは何でもスマホに放り込んでおけばいいや」といった考え方をする人も多くなっています。何をするにもこういうスマホまかせの態度をとっていたら、「脳の考える機能」が低下しかねません。

ですから、自分の脳を「考えない脳」「覚えない脳」にしないためにも、〝できるだけ〟自分の頭を使うようにしていくほうがいいのです。

「自前の脳」を使うことの大切さを再発見するには、「デジタル・デトックス」をするのもいいと思います。つまり、意識的にスマホ、タブレット、パソコンなどのデジタル機器から離れている時間をつくってみるわけですね。別に何日間も離れている必要はありません。たとえば、週末の1日とか半日とかを「デトックス」にあてるだけでもいいのです。そうやってたまに「スマホ断ち」や「デジタル・デトックス」をしていると、普段の自分がいかにスマホなどの機器に依存しているかが客観的に見えてくるはず。それを自覚して頼りすぎをひとしきり反省するだけでも、十分にデトックスをする意味があるのではないでしょうか。

わたしたちにとってスマホは「何でもやってくれる魔法の道具」のような存在にな

りつつあります。でも、ドラえもんのひみつ道具に甘えるのび太君のように、問題が起こるたびに常に頼りっぱなしでいては何の成長も望めません。だから、「魔法」に頼りすぎることなく、自分の脳もちゃんと活用しながら、適切に距離をとってつき合っていく姿勢が大切なのです。

あくまで〝なるべく頼りすぎないようにする〟というスタンスでOK。「ドラえもんがいないと自分では何ひとつできないのび太君」にならないように、自分の頭もしっかり使って目の前の問題を解決していくようにしましょう。

## 「1分の暇さえあればスマホを取り出す人」は情報メタボの「スマホ脳」になっている！

スマホに関連する話を続けましょう。

先にも述べたように、私のもの忘れ外来には、脳疲労や脳過労の方も数多くいらっしゃいます。じつは、そうした患者さんの中にはスマホ、タブレット、パソコンなどのヘビーユーザーがとても多いのです。

こうした方々のほとんどは、スマホなどの機器に接している時間が非常に長く、ネットを通してひっきりなしに多くの情報をインプットしています。すなわち、インプットする情報量の膨大さに脳の処理能力がついていけず、連日連夜のオーバーワークで脳を疲弊させてしまっているのです。

私は、こうした「スマホなどの過剰使用で疲れきってしまった脳」を「スマホ脳」と呼んでいます。

スマホ脳になる人には、ごく一般の主婦やサラリーマンも少なくありません。なかには以前から「スマホ依存」「ネット依存」の傾向があった人もいますが、むしろ、以前はちゃんとメリハリのある普通の生活をしていたのに、いつの間にか「スマホの情報漬けの世界」にずぶずぶとハマり込んでしまっていたというケースが目立ちます。

たとえば、みなさんは次の項目に心当たりはないでしょうか。

□ほんの1分でも時間が空くと、すかさずスマホを取り出すのが習慣になっている。
□食事中やお風呂、トイレに行くときもスマホを手放さない。
□スマホは「いつでもすぐ手にとれる場所」に常にスタンバイしてある。
□深夜にネットショッピングをしたり、ネット情報をサーチしたりすることが多い。
□SNSへの投稿をしていて、自分がアップした内容が他人からどう評価されたかが常に気になっている。
□「自分が情報に乗り遅れること」や「みんなが知っている情報を自分だけ知らないこと」に対して不安や恐怖を覚える。
□スマホの着信音やバイブレーションの「空耳」が聞こえるときがある。
□夜、寝床に入ってからもスマホをいじっている。

右のリストを見て、「これ、自分にも当てはまるかも」という項目が多い人ほどスマホ脳のリスクが高いことになります。

私は、スマホ脳とは、脳が「情報メタボ」に陥ってしまった状態だと考えています。

そもそも脳という器官は、インプットした情報を考えたり吟味したりしたうえで、判断や行動としてアウトプットすることで機能しています。分かりやすくたとえるなら、インプットが「食事」であり、それをもとにして行なうアウトプットが「活動」や「運動」だと思ってください。

ところが、スマホ脳の状態になると、日々過剰な量の情報インプットがあるのに対して、それらの情報をもとにして行なうアウトプットが極端に少なくなる傾向があります。すなわち、食事が多いのに活動や運動が少なければメタボになるのと同じように、情報インプットばかりが多くてアウトプットが少ないため、脳が「情報メタボ」のような状態に陥ってしまうわけです。

そして、こうしたインプットばかりが多いアンバランスな状態が続くと、脳の疲弊が進みやすくなるのです。具体的に挙げると、前頭葉の機能が低下して、思考力や判断力、集中力、意欲、コミュニケーション力などが鈍ってきます。また、もの忘れやうっかりミスが増えたり、会話の反応スピードが落ちたり、つまらないことに固執したりするようにもなります。さらに、感情のコントロールがうまくいかなくなり、急に怒り出したり突然塞ぎ込んで泣き出したりすることもあります。

それに、ネットやSNSの他人の言動に影響されて、突飛なことを言い出したり場違いな行動をとったりするようになる場合も少なくありません。SNSに匿名の投稿や書き込みをしている人の中には、自分の意見と相容れない特定の個人を執拗に攻撃したり、他人の書き込みにいちいち感情的になって振り回されたりしている人も目立ちます。

このように、スマホ脳に陥って頭の中が「情報メタボ」になってしまうと、実にさまざまな脳疲労・脳過労の症状が現われるようになるのです。

では、いったいどうすればいいのか。

スマホ脳は、スマホやパソコン、タブレットなどの過剰使用によって起こるわけですから、まずはこうした機器を意識的に遠ざけなくてはなりません。先に述べたような「デジタル・デトックス」や「スマホ断ち」ができればいいのですが、依存傾向が強い人はなかなか距離を置くのが難しい場合もあります。

そういう場合は、「せめてベッドやふとんの中ではスマホをいじらないようにする」ことをおすすめします。

就寝時のスマホ使用は、不眠や睡眠不足を招く大きな原因となります。実際、スマホ脳の人はほぼ100％睡眠に不調を抱えていると言っていいでしょう。それに、先に挙げた脳疲労や脳過労の一連の症状も、質のよい睡眠を十分にとれていないことが非常に大きな要因となっているケースが多いのです。

ですから、ふとん内にスマホを持ち込まないようにするだけでも、脳の疲労症状はだいぶ違ってくるはず。それをクリアできたなら、「食事中とトイレのときはスマホを見ない」「就寝前2時間はスマホをいじらないようにする」「自分にプラスにならないSNSはやめる」といったように、段階を踏んで少しずつスマホと距離を置き、使用頻度を減らしていけばいいのではないでしょうか。

とにかく、近年はスマホによって脳疲労・脳過労をこじらせる人が目立って増えてきています。

いまは誰もがスマホによって無限の情報とつながれる時代であり、誰もが「情報メタボ」の落とし穴にハマる可能性があるのです。決して他人事ではありません。みなさんも「いつ自分が落とし穴にハマってもおかしくないんだ」ということをしっかりと肝に銘じておいたほうがいいでしょう。

## ネットで「不謹慎狩り」をするような正義感の強い人は歳をとると「キレる老人」になりやすい!?

みなさん「不謹慎狩り」ってご存じですか?

大きな自然災害や事故が起こって社会全体に悲しみが広がっているようなとき、SNSの些細な発言や悪気のない行動を「不謹慎だ」と決めつけて、容赦なく批判や誹謗中傷の言葉を浴びせるのを「不謹慎狩り」と呼ぶのだそうです。言わば、「つらい思いをしている人たちがたくさんいるのに、コイツはなんて配慮のない発言をするんだ、けしからん」と執拗に叩くわけですね。

それに近頃は、芸能人や有名人のツイッターやフェイスブックが「炎上した」という話もよく耳にします。なかには、自分で〝放火〟して炎上させている人もいるようですが、大多数の場合は何の他意もなくつぶやいたひと言を見ず知らずの他人から「揚げ足」をとるようにクローズアップされ、ああだこうだと批判されたり叩かれたりしていることが多いようです。きっと、普段から芸能人や有名人のSNSをくまなくチェックして、「不道徳な行ないをしてはいないか」「不適切なことを言ってはいないか」と目を光らせている人がいるのでしょう。


先の章で「シュド思考」について紹介しましたが、私は、こうした「不謹慎狩り」や「有名人の発言狩り」をする方々も、「シュド思考」に縛られていると見ています。

おそらく、こういうことをする方は、もともと正義心や道徳心が強く、「○○でなければならない」「○○すべき」という思いを常に抱いているのです。しかし、現実の生活では、仕事でも何でもほとんどの物事は自分が思っているような「あるべき方向」には進んでくれません。このため、自分の心の中で不満感や不遇感を大きくふくらませてしまい、その鬱憤《うっぷん》を晴らそうとして、正義や道徳の名のもとに他人を攻撃しているのではないでしょうか。

ちなみに、このようにネットで社会正義のために闘う人たちを海外では「ソーシャル・ジャスティス・ウォーリアー」と呼ぶのだそうです。ただ、この呼び方は揶揄《やゆ》的に使われる場合がほとんどで、「安っぽい正義感を振りかざして独善的な考えで他人を攻撃する人たち」のような意味合いが込められています。また最近は、有名人のマナーを批判する「マナー警察」、礼儀作法を批判する「礼儀作法監視官」のようなウォーリアーもいるのだそうです。実際には、こういうウォーリアー的発言をするのは、ごく少数の人たちなのでしょうが、ネットだと尖った発言や批判がどんどん拡散されていく傾向があるため、あたかも多くの人が言っている意見であるかのように広まっていってしまうのでしょうね。

ともあれ、私は、このようにネット上で他人の落ち度を探し、隙あらば攻撃しようと狙っているような人は、たとえいまは年齢が若くても、歳を重ねるうちにより脳を衰えさせやすくなっていくだろうと見ています。

とくに気をつけたいのは、前頭葉の機能低下とともに、不満感や不遇感をどんどんふくらませてしまいかねない点です。先述したように、加齢とともに前頭葉の働きが低下してくると、理性や感情をコントロールする機能が落ちてきます。すると、「○○でなければならない（のにそうならない）」「○○すべき（なのにできない）」といった日頃の鬱屈した不平不満がより爆発しがちになって、他人への攻撃性がいっそう先鋭化していくと考えられるのです。先に述べた「キレる老人」「困った老人」もこうしたパターンで不満感や不遇感をつのらせたあげく、周囲に迷惑がられる存在になっていくことが多いのですが、「不謹慎狩り」「有名人の発言狩り」をするような人もいずれ同じ道を辿っていく可能性が高いというわけですね。

つまり、常日頃からネット上の他人の言動や社会の在り方に目を光らせて不満感や不遇感をつのらせているような人は、そのまま歳を重ねていってしまうと、いずれ人間関係に支障をきたしたり社会的に孤立したりして、寂しい老後を送らざるを得なくなるかもしれないのです。

ですから、思い当たる人はいまのうちから気をつけてください。「シュド思考」は、別名「ねばねば思考」とも呼ばれます。「〇〇せねばならない」「〇〇であらねばならない」と「ねばねば」のロープで自分を縛ってしまっているわけですね。でも、いつまでも「ねばねば思考」をしていると、自分の中の許容範囲をどんどん狭めてしまい、不平不満がうずまく窮屈な迷路から出られなくなって、じりじりと自分を袋小路へ追い込んでいってしまうことになります。

世の中、理屈やルールが通らないこともあります。神経を逆なでされるようなものが目に入ることもあるでしょう。しかし、ときには「ま、いいか」「しょうがないか」「ケ・セラセラ」と笑ってスルーすることも必要なのです。

すなわち、大切なのは「ねばねば」ではなく、「するする」とスルーする力。肩肘張ってルールに目を光らせているよりも、「するーっとゆるく通過させてしまう」ほうが脳もリラックスできるものなのです。この先の人生、脳をいつまでも衰えさせないためには、そういうゆるさも必要なのではないでしょうか。

## 定年後、スマホやネットにハマる高齢者は「スマホ認知症」に気をつけたほうがいい

スマホの過剰使用によって「脳を衰えさせる落とし穴」にハマってしまうのは、なにも若い方々だけとは限りません。

高齢者でもスマホやパソコンに1日中釘づけになっているような方がいらっしゃいます。そして、高齢になってからその「落とし穴」にハマると、脳の衰えや老化がより深刻な問題に発展するケースが多いのです。

私のクリニックに来られた67歳の男性の例をご紹介しましょう。

その男性は私のクリニックを訪れて、「このところ、もの忘れが激しいし、何もする気が起こらない。自分でものを考えることすら億劫なんです」と訴えました。検査をしても、脳の萎縮やアミロイド－βの沈着などの異常は見当たりません。ただ、問診で話を聞くと、65歳で定年退職をしてからというもの、パソコンやスマホで昼夜を

問わずインターネットを使用しているとのこと。そのせいで生活や睡眠のリズムが乱れ、心身にかなり疲労が蓄積している状態でした。

男性はもともと知的好奇心が旺盛で、以前は完全にアナログ派の人でした。なにしろ、興味を引いた新聞記事を切り抜いてはスクラップブックに貼って、そこに感想を記入するという地道な作業を毎日続けてきたのです。

ところが、パソコンやスマホを使えば、新聞なんか比べ物にならないような豊富な情報を広範囲に得ることができる。それこそ、地球の裏側の国で起こった政治紛争も、カンボジアでいま何がブームになっているのかも、その気になれば何でも調べられるのです。男性はこうしたネットの魅力に取りつかれ、いつしか「あの情報もこの情報も、もっと把握しておかなければ」という強迫観念に駆られるようになり、どんどんネット漬けになっていったようです。そして、気がついたらもの忘れや意欲低下などの一連の症状が現われるようになっていたというわけです。

私は、このような「高齢者のスマホやパソコンの過剰使用による脳疲労・脳過労状態」を「スマホ認知症」と呼んでいます。

脳の萎縮やアミロイド－β沈着などの明らかな病変がなければ、厳密には認知症とは呼べません。ただ、高齢になってからこのように脳を疲弊させてしまうのは、認知症のリスクを大幅に高めることにつながってしまいます。もちろん脳疲労・脳過労のダメージが認知症発症のきっかけとなる可能性だって十分にあります。このため私は、高齢者のネット依存傾向に警鐘を鳴らすという意味合いを込めて、あえて「スマホ認知症」という名称で呼んでいるのです。

スマホ認知症にとくに陥りやすいのは、情報や知識に対してハングリーな高齢のインテリ層です。こうした方々が定年退職後、有り余るほどの時間ができたようなときに、他にすることもなく自宅にこもりがちになり、「ネットの深みにハマって、出られなくなっていく」というケースが目立ちます。

いまは、60代はもちろん、70代、80代でもスマホやパソコンを難なく扱って情報をやり取りしている人が少なくありません。こうした高齢者の場合、スマホをいじる時間は無制限にあるし、いくら長時間いじっていたとしてもそれを止めようとする人が周りにいません。しかも、高齢者は前頭葉の冷静な判断力が低下しているため、いったんハマってしまうと深みから出られず、なかなかやめられない傾向が目立ちます。そのため、つけっぱなしのテレビをだらだらと観るような感覚でネットにハマっていってしまうことが多いわけです。

今後、スマホ認知症の人はいっそう増えていくと考えられます。スマホ脳やスマホ依存は若い人だけの問題とは限りません。高齢者の方々もネットやスマホの落とし穴にハマらないようにくれぐれもご用心ください。

## 不便は手間だが役に立つ!?
## あえて「ひと手間かかる方法」をとって脳の衰えを防ぐ

みなさんは「不便益《ふべんえき》」という言葉をご存じでしょうか。これは京都大学デザイン学ユニット教授の川上浩司さんが提唱した考え方です。

たとえば、富士山に歩いて登るのはたいへんだからと、頂上直通のエレベーターをつくったとしたら、わざわざ登山をする意味が失われてしまいます。野外でバーベキューをするのに準備や片づけを全部バーベキュー場の管理者サイドがやってくれたとしたら、手間がかからなくてラクかもしれませんが、仲間とワイワイ盛り上がりながら作業する楽しみが半減してしまいます。

このように、あまりに便利にすると本来の目的や楽しみが失われてしまい、不便なほうがより確かな「益」が生まれるという場面は、考えてみるとけっこういろいろあるもの。「不便益」とは、こうした「不便なほうがよいこと」や「不便でなくてはダメなこと」を指すのだそうです。

私は、脳を衰えさせないためには、この不便益を大いに大切にしていくほうがいいと考えています。

なぜなら、手間ひまをかけるほうが脳の刺激が増えるに決まっているからです。誰かと連絡をとるなら、メールを打つよりも手紙を書く、調べ物をするなら、ネットで検索するよりも図書館に行って調べる。そのほうが絶対脳への刺激が大きいのです。同じように、映画もネット配信で観るよりも映画館に足を運んで観るほうがいいし、本だってネット書店で買うよりも本屋さんに足を運んで買うほうがいい。

本を買う場合で考えてみてください。本屋さんに行けば、いろいろなコーナーの本を見て回るでしょうし、ぶらぶらしているうちに思いがけず「素晴らしい本」を発見したり「ずっと探し求めていた本」に出会ったりすることもあるでしょう。新刊コーナーでは刷りたてのインクの匂いが嗅覚を刺激するかもしれませんし、文庫コーナーでは子どもの頃に読んで感動した本と再会して記憶中枢が刺激されるかもしれません。こういった刺激は、ネット書店で目的の本だけをワンクリックで買っていてはなかなか得られませんよね。

脳は、便利なネットやITに頼るよりも、手間のかかるアナログな手法をとるほうが多様な刺激を広範囲に受けられるもの。ですから、脳のためを考えるなら、いつもいつも便利な方法に頼ってばかりいるのではなく、たまには「あえて不便で手間のかかる方法をとる」のがおすすめなのです。

もちろん、私は便利さを手放せと言っているわけではありません。忙しいときや余裕がないときは便利な方法に頼るのが当然です。かく言う私だって、しばしばネット書店を使いますし、調べ物はネット検索ばかりで、最近は図書館に行くこともめったにありません。手紙なんてせいぜい年賀状を出すくらいのもので、それ以外ではここ数年にわたって書いた記憶がありません。

ただ、時間と気持ちに余裕があるときには、自分のできる範囲でなるべく「手間のかかる方法」をとることにしています。たとえば、地方に講演に行ったときは、夕食をとるのに（ネットで検索せずに）自分の嗅覚を頼りにおいしそうな店を探すとか、外国を旅するときは旅行会社に頼らず、自分で計画して宿や乗り物を手配するとか、はじめての場所を訪ねたときはスマホのナビに頼らず、あえて迷子になるようなつもりでぶらぶらと散歩をしてみるとか……。

このように、わざわざ時間や手間のかかる方法をとって遠回りをしてみると、「便利コース」に乗っかっていたら到底出会えなかったような「意外な発見」や「素晴らしい出来事」に遭遇することが少なくないのです。もちろん、不味《まず》いお店に入ってしまって後悔したり、あてもなく散歩していたら本当に迷子になってしまったりしたこともありますが、それはそれで脳にとってはいい経験のようなもの。時には予想外の事件やハプニングもありますが、それを乗り越えていくことも、脳にはまたとないい刺激になるのです。

とにかく、手間がかかる手段をとるのは、あくまで「急いでないとき」に「たまに」行なうのでいいし、「自分のできる範囲」で行なうので構いません。ぜひみなさんも家事でも仕事でも買い物でも構わないので、〝これくらいならやってみてもいいかな〟ということからチャレンジしてみてください。

私はこれからの時代は、「不便益」のような「手間ひまをかけることの価値」が少しずつ見直されていくのではないかと考えています。これまではみなが何の疑いもなく「ラクで手間のかからない方法」「頭や体力を使わないで済む方法」を追求してきました。でもその一方で、何か大切なものを置き忘れているような気がしている人も多いはずです。

だから、「不便を楽しむ時代」「あえて手間をかけることが称賛される時代」がやってきてもおかしくはない。そういう時代が到来したら、脳の衰えを防ぐための「不便グッズ」とか、脳を使わせるための「不便を売りにした旅行」「不便を売りものにした家電」とかがブームになるかもしれません。

時代の変遷はたいへんスピーディーですから、生活上の不便は承知のうえで、あえてひと手間もふた手間もかかる方法を選んで暮らしている人が「セレブ」と呼ばれるような日が来るのも近いかもしれませんよ。

## 脳を長持ちさせるには「普段の生活リズム」を崩してはダメ。とくに睡眠リズムには気をつけて！

脳は常に新鮮な刺激を求めています。

しかし、だからといって、毎日ジェットコースターに乗っているような刺激的でスリリングな生活を送るのがいいわけではありません。もちろん、毎晩のように刺激を求めて街に出かけ、飲んで騒いで遊び回るようなハチャメチャな生活を送るのもいけません。

矛盾するようですが、脳の健康にとっては、いつも通りに起き、いつも通りに食べ、いつも通りに寝るという「規則正しいリズムの生活」のほうがいいのです。脳が日々、十分に力を発揮するには、その力を出せるだけの「エネルギー供給（＝食事）」や「疲労回復（＝睡眠）」のベースが整っていなければなりません。「脳への刺激」は、あくまでこの大前提の基盤がしっかりできている状態で与えていくのがセオリーなのです。すなわち、まずは食事や睡眠の生活リズムをつくることを徹底し、そのリズムを崩さない範囲内で、できるだけ新しいことや未経験のことにチャレンジして脳に刺激を与えていくといいわけですね。

なかでも、脳の衰えを進ませないためには、なるべく若いうちから睡眠のリズムをしっかり整えておくことが重要です。

睡眠は、脳の機能を守るために発達したシステムと言っても過言ではありません。そもそも、脳は睡眠なしでは働けません。睡眠とは脳が自らの機能を正常に稼働させるために、自分自身に休息を与えている状態。「脳を持つ動物で眠らない種はいない」と言われているのですが、眠りは脳の機能を維持していくために、生き物に絶対に欠かせない防衛システムなのです。

しかしながら、現代の日本では、老いも若きも非常に多くの人が睡眠をないがしろにしています。

若者世代や働き盛りの世代は、仕事、遊び、勉強、ステップアップなど、自分のやりたいことややらなければならないことを行なうために睡眠を犠牲にしがち。さまざまな欲求を満たすために何時間も睡眠を削り、なかには、3~4時間しか眠らずに朝を迎えている人もいます。

このような睡眠時間では脳の疲労は到底回復しません。夜間の睡眠中、脳内では疲労物質を代謝したり、脳細胞を修復したりといった非常に多くのメンテナンス作業が行なわれています。最近の研究では、認知症の原因物質となるアミロイド－βを排出する作業が、眠っている間に進められていることも分かっています。

睡眠が不十分だと、こういった回復のためのメンテナンス作業が終わらないまま、整備不良状態の見切り発車で1日をスタートすることになります。当然、頭はボーッとしてろくに働かず、心身ともに反応スピードは落ちて、仕事や作業のパフォーマンスも大きく低下するでしょう。また、こういう日が長く続けば、アミロイド－βの排出がうまく進まず、脳内への蓄積が進行してアルツハイマー型認知症のリスクが高まってしまうことも考えられます。

睡眠に問題が多い人はお年寄りにも少なくありません。

高齢者の睡眠のいちばんの問題は、睡眠と覚醒のメリハリがなくなってくる点。日中の活動量が少なく、昼間からうとうとしていることが多いため、夜の睡眠が浅くなり、夜中に何度も起きてしまったり、まだ暗いうちに目が覚めてしまったりするようになるのです。なかには、昼も夜も常にうとうとしていて、自分がいつ寝ていつ起きているのか分からなくなっている人もめずらしくありません。

このように睡眠と覚醒のメリハリがなくなってくると、やはり脳内のもろもろのメンテナンス作業が効率よく進まなくなり、さまざまな脳機能が停滞するようになります。しかも、アミロイド－βも排出が進まないままどんどんたまっていき、蓄積による脳の変異も加速して、たいへん認知症を発症しやすい状態になっていってしまうのです。

ですから、高齢の方々は、昼間の「うとうと」をやめ、そのうえで日中できるだけ頭と体をしっかり動かして活動するようにしてください。日中の活動量が多ければ、夜、適度に疲れて深く眠ることができます。

若い方々にも言えることですが、不眠や浅い眠り、中途覚醒などの睡眠障害を乗り越えるいちばんの特効薬は「日中の活動量を増やすこと」です。もっともおすすめなのは、日中仕事や家事などのルーティン・ワークをテキパキこなしたうえで、夕方に軽い運動を行なうパターン。ただ、激しい運動をするとかえって眠れなくなることもあるので、汗をうっすらかく程度の運動にとどめておくといいでしょう。高齢者なら、15分くらいの早歩きをするだけでも十分です。

また、睡眠リズムを規則正しくするには、早起きをして朝の太陽光を浴びるのがいちばん手っ取り早いと思います。朝、日光を浴びると、脳内物質のセロトニンが活発に分泌されて脳を目覚めさせることになります。日光を浴びつつラジオ体操でもして軽く体を動かせば、よりいっそうセロトニン分泌が高まるでしょう。

そうすると、日中の時間帯、このセロトニンを原材料として、睡眠ホルモンと呼ばれるメラトニンがさかんに生成されます。そして、朝の光を浴びてからおよそ15時間後、このメラトニンの分泌が高まってきて自然な眠気をもたらすようになるのです。つまり、いつも朝の7時に日光を浴びるようにしていれば、15時間後の夜10時くらいにはいつも眠くなってくることに——。そうやって、朝の光をスイッチにしながら規則正しい睡眠リズムをつくっていくといいわけです。

なお、みなさんご存じのように、セロトニンには精神を安定させてうつ病を防ぐはたらきもあります。だから、朝の光を浴びてセロトニン分泌を活発にすることには、「よく眠れるようにする」「うつや落ち込みを防ぐ」というダブルの効き目が期待できるということになります。

すなわち、朝の光には「睡眠導入剤」と「抗うつ剤」のふたつの効能があるようなもの。これらは両方とも、脳の健康をキープして衰えを防ぐのに、たいへん重宝するありがたい効能です。ぜひみなさん、こうした効能を十分に利用しつつ、生活リズムを規則正しく整えて、脳の衰え防止に役立てていくようにしてください。

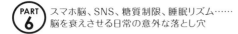

# PART 7

# なぜ、自分の仕事や役割を持っている人はボケにくいのか?

## ――脳が衰えるか衰えないかは、人間・自然・社会との関わり方で決まる

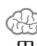

# 田舎で畑仕事をする人はなぜボケにくいのか？

田舎で暮らすおじいちゃん、おばあちゃんは、家族の中で自分の「役割」を持っていることが多いですね。

畑や田んぼの仕事を手伝ったり、庭の菜園で野菜を育てたり、草むしりをしたり農具の手入れをしたり、よもぎを摘んで草餅をつくったり……歳をとっても家の中の「貴重な労働力」としてちゃんと役に立っています。そして、日中はせっせと働き、時間が空いたときには近所の年寄りたちとの井戸端会議に花を咲かせ、夜は家族のみんなと夕飯を囲み、日々成長する孫たちの姿に目を細め、翌朝になったらまたいつも通り畑へと出ていく……。

私は、こういう田舎の生活は、ある意味、「ボケない暮らし方の究極のかたち」だと思っています。実際、こういう暮らし方をしているおじいちゃん、おばあちゃんには、80代、90代の高齢になっても頭も体もしっかりした元気な方が多いですよね。

いったいなぜ、このような暮らしをしているとボケにくいのか。私は「自分の役割を持つ」「自分のやるべき日課を持つ」「人や自然、社会と深くつながっている」といった点が、脳にいい影響をもたらしていると考えています。

それを裏づける研究のひとつ、「ナン・スタディー」をご紹介しましょう。

ナン・スタディーは、１９８６年にアメリカ・ケンタッキー大学のスノウドン教授によって行なわれた認知機能研究です。この研究は６７８人の修道女（ナン）を対象に、日常の認知機能や生活状況をくわしく調査し、彼女たちが亡くなった後に脳を解剖して状態を確認するというかたちで行なわれました。

なかでも注目されたのは、80代半ばで亡くなったシスター・バーナデットという修道女の例。シスター・バーナデットは、亡くなる直前までまったく何の支障もなく修道院の毎日の務めをこなしていました。認知機能検査をしても高得点を取り続け、脳機能にも何の問題もないだろうと思われていました。ところが、彼女の死後、脳を解剖してみると、大量のアミロイド－βが沈着していて、「まるで重度のアルツハイマー型認知症のような脳の状態」だったのです。しかも、修道女の中には、シスター・バーナデットと同様の例が少なからず見られました。

では、どうして彼女たちは認知症を発症しなかったのでしょう。彼女たちの脳を認知症から守っていた要因はいったい何だったのでしょうか。

そこでスポットライトが当てられたのが、「修道女たちの日々の暮らしぶり」だったのです。シスター・バーナデットをはじめ、認知症を発症しなかった修道女の多くは、日々多くの人とコミュニケーションをとり、毎日の出来事を日記に記したり多くの書物を読んだりしていました。また、日々自然の恵みに感謝しつつ、土を耕したり作物の世話をしたりすることを日課にしていました。さらに、日々人や社会に役立つための奉仕活動を行ない、ひとりひとりが役割を持って積極的に人や社会につながっていこうとしていました。

つまり、こういった毎日の暮らしが彼女たちの脳を認知症発症から守っていたのではないかというわけです。

脳科学では、こうした脳を認知症などの衰えからガードする力を「認知予備力

(cognitive reserve)」と呼んでいます。すなわち、ナン・スタディの修道女たちは、「書物や日記に親しむ」「仕事や役割を持つ」「日課をこなす」「人や自然、社会と深くつながる」といった暮らしを続けていたために認知予備力が高くキープされていて、そのおかげで、脳の老化現象がだいぶ進んでいたにもかかわらず認知症を発症しないで済んだ可能性が高いのです。

要するに、田舎で暮らすおじいちゃん、おばあちゃんたちは、ナン・スタディーの修道女たちと同じように、自分の役割を持ち、日課をこなし、人や自然と深く関わり合いながら暮らしている。だから、認知予備力が高く、ボケにくいのではないか——と、私はそう考えているわけです。

こういう暮らし方をするのは、都会に住んでいる人にはなかなか難しいことかもしれません。ただ、自分の役割を持ったり、日課をこなしたり、多くの人とコミュニケーションをとったり、地域や社会の役に立とうとしたりすることは、日々意識してがんばっていけばできないこともないと思います。

ですから、みなさんも自分の役割や日課、人や社会とのつながり方を見直して、認知予備力を高めていくようにしてください。ボケるかボケないかには、その人が日々どんな暮らしをしているかが非常に大きく影響するのです。ぜひ、毎日の生活のあり方を意識的に改めつつ、「ボケにくい暮らし方」に近づいていくようにしましょう。

## 家にこもって「楽隠居」を決め込むのがいちばんいけない。「自分が社会に必要とされている感覚」を持とう

「定年後、ボケないためにいちばん気をつけなきゃならないことは何ですか？」——

私は講演時などによくこの質問を受けます。

そして、いつも迷わず次のように答えています。

「絶対に家にこもらないことです。『楽隠居』を決め込んで、何もやることがない状態にしてしまうのがいちばんいけません」

これについて説明しましょう。そもそも、脳は「やりたいこと」や「やらなければならないこと」などのタスク（作業・課題）を片づけるための器官のようなもの。言うなれば「タスク処理装置」です。

脳が活発に働くことができるのは、日々目の前に「片づけるべきタスク」があるからこそ。前の項で、「自分の役割を持って日課（タスク）にいそしんでいる修道女はボケにくい」ということを紹介しましたが、どんなに高齢になったとしても、「自分が責任を持って片づけなければならないタスク」があるほうが、脳は長持ちするものなのです。

逆に、やるべきタスクがなくなって、タスク処理装置が使われなくなると、脳は急に衰えてしまうことになります。工場の古い機械なども、毎日せっせと動かして稼働させていれば何十年と長持ちしますが、使わなくなるとすぐに錆びついて動かなくなってしまいますよね。それと同じです。

すなわち、楽隠居を決め込んで家にこもり、「1日中何もやることがない状態」にしてしまうと、脳は急速に錆びついて衰えてしまうのだということ。だから、定年後、仕事から解放されたからといって、家にこもって暇を持て余すような日々を過ごしてしまうのは絶対にNG。もうそれは、脳の健康維持にとって「危険なレベル」というくらいのNG行為だと肝に銘じておくべきです。

定年後、脳を衰えさせないためには、「自分が取り組むべき仕事や課題」「自分が必ずやらなければいけない日課」を決めておいて、それに集中して取り組む時間をつくるようにするといいでしょう。

その際は、「自分で自分の脳にタスクを用意してあげる」というような気持ちで仕事や課題をセッティングしていくといいと思います。ただ、そのタスクのハードルがあまりに高かったり、タスクの量があまりに多すぎたりすると、かえって脳にストレスがたまってしまうので、「これなら、ちょっとがんばれば自分にもできそうだ」というくらいの目標や課題をセットすることをおすすめします。とにかく、脳が長い時間ヒマを持て余すことのないように、自分に先回りするような感覚で脳にタスクを与えていくようにしてみてください。

それと、そうやって自分が日課として行なう活動が「何かしら、他人や社会の役に立っている」「誰かの役に立ったり、誰かがよろこんだりすることにつながっている」と思えることが大事です。

定年後、やるべきことが何もないまま家にこもっていると、「結局自分は何の役にも立っていない」「自分は誰からも必要とされていない」「自分はもう社会から必要とされていない」といった感情にとらわれがちになります。こうした否定的な感情にとらわれると、前頭葉の「社会脳的な役割をする部分」の機能が低下し、脳の活動は全体的に停滞するようになっていきます。そして、このような悪い流れにハマると急速に脳の衰えが進んでしまい、うつ病になったり認知症になったりしていくケースがたいへん多いのです。

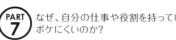

だから、単に自分のためというだけでなく、「自分の行なっている活動が他人のため、社会のためになっていて、自分はちゃんと誰かから必要とされている」という感覚を持つことが大切なのです。

もっとも、人や社会の役に立たなくてはならないからと、無理をしてボランティア活動や地域の奉仕活動を始める必要はありません。もちろん、そうした活動を積極的にやりたいのなら、それはたいへん素晴らしいことなのですが、他人や社会の「役に立つこと」は、どんな小さなことでも構わないのです。

たとえば、「自分のつくる畑の野菜は、ちゃんと孫たちをよろこばせている」でもいいし、「自分がやっている書道教室は、多くの子どもたちのためになっている」でもいい。「自分が世話している庭の花壇は、多くの通行人の目を楽しませている」でもいいし、「自分がネット上にアップする創作料理は、多くの主婦が参考にしてくれている」でもいい。どんな小さなことでもいいから、自分の活動がどこかで他人や社会とつながっていればOKと考えてください。

強いて言えば、男性には自分の技術や知識を生かして地域の役に立ったり若者や子どもを指導したりする活動がおすすめであり、女性には子育てや食事などの面で家族や地域の役に立つ活動がおすすめ。そうすれば、先に紹介した「おばあちゃん効果」「おじいちゃん効果（長老効果）」が生かされて、よりいっそう老後の人生を充実したものにしていけることでしょう。

たぶん、人間が長期にわたって脳を健やかにキープしていくには、誰かの役に立ったり、人や社会から必要とされたりすることが欠かせないのです。ぜひみなさん、そうした活動を日課にして、脳をいつまでも衰えさせないようにしていきましょう。

## 定年は「毎日やる仕事がなくなる」という喪失体験。老後の脳の健康は、喪失体験をどう乗り越えるかがカギ

みなさんは、病気やケガを除いて、人間の脳にもっとも大きなダメージを与える出来事は何だと思いますか?

私は、それは間違いなく「喪失体験」だと思います。つまり、親しい人と死に別れること。夫、妻、親きょうだい、友人、恩師などを喪《うしな》う体験は、わたしたちの脳に非常に大きなダメージをもたらします。

実際、喪失体験のダメージによって、一気に脳の衰えが進んでしまうケースもたい

へん目立ちます。たとえば、妻に先立たれて数週間もせずにうつ病になってしまった60代の男性、子どもを病気で亡くし、自分を責めてうつ病になってしまった40代の母親、長く寝たきりだった老親を看取った後、自分自身が認知症になってしまった70代のおばあさん……。よく耳にする話ですが、私のクリニックでも、そうした方々の例は数えきれないほどあります。

なお、最近は犬や猫などのペットに死なれてしまったのをきっかけに、心身の不調を訴えるようになる人も増えています。すなわち、ペットロス。この頃はペットを家族以上に大切にしている人がめずらしくありません。とくに高齢者には老後の寂しさをまぎらわすためにペットに多大な愛情を注いでいる人が多く、そういう方々が最愛のペットを喪ったことで人生に絶望してしまい、それを機にうつ病や認知症になっていくというケースが目立ちます。

ですから、悲しい出来事があったときには、「自分の脳の健康をちゃんと守ること」に十分注意を払いつつ、喪失体験を乗り越えていく必要があるのです。

ひとつだけアドバイスをするなら、悲しいときには思い切り泣いて、思い切り悲しんでしまったほうがいい。こういうときは、悲しみをごまかしたり抑え込もうとしたりするよりも、自分の中の「悲しみの感情」にちゃんと向き合って、沈めるところまで沈んでしまうほうがいいのです。

不思議なもので、とことんつらい悲しみにつき合ってしまうと、だんだん脳が泣くことや悲しむことに飽きてきます。そして、脳が飽きてくるとともにダメージが和らぎ、つらさや悲しみも癒えてきて、自然に新しいステップを踏み出せるようになっていくものなのです。

ちなみに、仏教のお葬式では、「初七日」「三十五日」「四十九日」「一周忌」といったように法要を重ねていきますよね。あれは、時間の経過とともに悲しみを癒すことができる非常によくできた回復システムです。初七日あたりまでは悲しみに暮れていたとしても、そこでとことん振り切ってしまえば、三十五日、四十九日、一周忌と法要を重ねるごとに悲しみが薄らぎ、だんだん故人のことを思い出さなくなって、段階的に脳を回復させられるようにできている。きっと、昔の人は脳の喪失ダメージを最小限にとどめるために、こういうシステムを生み出したのではないでしょうか。

なお、わたしたちが気をつけるべき喪失体験は「死別」だけではありません。脳の衰えを加速しかねない喪失体験は、(死別以外にも)自分たちの生活の身近にあると思っておいたほうがいいでしょう。

たとえば、「定年」も一種の喪失体験です。

定年は、それまで毎日やっていた仕事をある日を境にやることができなくなるということです。これは、言ってみれば「自分の役割がなくなる」「自分のやるべき仕事や作業がなくなる」という喪失体験。前の項でも述べたように、脳には「自分の役割がある」「やるべきタスクがある」ということが重要な意味を持っています。そのため、定年になって自分の役割やタスクを一気に奪われてしまうと、それを機に脳の衰えが進んでいってしまうことが多いのです。

また、長年共に暮らしてきた子どもが独立したり結婚したりして家を離れていくのも喪失体験だと言っていいでしょう。ご存じの方も多いと思いますが、子どもが家にいなくなった寂しさから心身に不調をきたしてしまうことを「空《から》の巣症候群」と呼びます。子どもをしっかり育て上げることは親としての大きな「役割」「仕事」のひとつですが、やはりその自分がやるべき役割や仕事が日常から失われてしまうと、脳は大きなダメージを受けることになるのです。とりわけ、子どもの成長を生きがいにしながら熱心に育ててきた母親には、空の巣症候群をこじらせてうつ病になってしまうケースが少なくありません。

さらに、老化や病気、ケガなども喪失体験となり得ます。

例を挙げれば、「腰痛がひどくなったせいで隣町の孫に会いに行けなくなった」「ひざを痛めたせいで好きな山登りができなくなった」「外反母趾のせいで生保レディーの仕事をやめざるを得なくなった」「胃の病気のせいで好きな食べ物が食べられなくなった」といったように、さまざまなパターンの喪失が考えられます。きっとみなさんの中にも、「こういう『喪失』ならたくさん思い当たる」という方がいらっしゃるのではないでしょうか。

でも、決して甘く見てはいけません。自分では気づいていないかもしれませんが、こういった老化や病気、ケガによる「喪失」も、わたしたちの脳にけっこうバカにできないマイナスの影響をもたらしているものなのです。

とにかく、「死別」「定年」「空の巣」「老化・病気・ケガ」などによる喪失体験は、わたしたちが歳を重ねるごとに必然的に増えていくものです。おそらく、50代、60代は年々じわじわ増える程度かもしれませんが、70代、80代になれば倍近くのペースでどっと増えるようになるでしょう。当然、喪失体験が増えれば、それとともに脳が被《こうむ》るダメージも増えていくことになります。

ですから、わたしたちは、喪失のピンチをひとつひとつ乗り越えていけるように、いまのうちからできるだけ準備や対策をしておかねばなりません。

それには、早い段階から脳の衰えを防ぐ心がけや習慣を実践し、脳に喪失体験を乗り越えられるだけの〝体力〟を蓄えていくことです。これまでこの本で述べてきた数々のハウツーを実践していけば、〝ダメージに負けない脳の体力〟を着実につけていくことができるはずです。

貯金と同じで、早いうちからコツコツと力を蓄えておけば、老後に不測の事態が起きたとしても、慌てることなくスムーズに乗り越えていくことができるでしょう。ですから、ぜひみなさんもいまのうちから〝脳の体力づくり〟に励んでください。そして、将来どんなに大きな喪失に見舞われても、再び立ち上がって歩いていくことのできるタフな脳を築いていきましょう。

## 自分の「もの忘れ」を笑い話にできる人はボケにくい。家族や仲間同士で「もの忘れグランプリ」を開催しよう

みなさんは普段、笑っていらっしゃいますか?

ご存じの方も多いと思いますが、笑いやユーモアが脳を活性化させることはとても多くの研究で明らかにされています。もちろん、ボケを防ぐのに有効であることも間違いありません。

きっと、毎日の生活で「よく笑っている人」と「ろくに笑わずにしかめっ面ばかりしている人」とでは、時が経つに従って脳の健康度にどんどん差が開いていくことになるでしょう。そしてその差はゆくゆく、ボケるかボケないかにも大きな影響をもたらすようになっていくのではないでしょうか。

ところで、私は高齢になって心身が衰えてきた方々に「自分の衰え具合を笑いやユーモアにして話すこと」をおすすめしています。これは、患者さんやそのご家族にも評判がいいので、ちょっと紹介しておきましょう。

たとえば、「もの忘れ」を例にとるなら、家族や年寄り仲間が集まったときに「もの忘れグランプリ」を開催するのです。

もの忘れによる失敗談って、けっこう誰にでもあるものですよね。古典的なものだと、自分のおでこにメガネを載せながら「おれのメガネ、どこへやった？」と捜しているおじいちゃん。買うものをちゃんとメモしておいたのに、そのメモを家に忘れてきたおかあさん。携帯を服のポケットに入れていたのを忘れて、その服を洗濯してしまったおばあちゃん……。つまり、こういった「笑えるもの忘れ失敗談」をひとりひとりみんなの前で披露し合って、その中からいちばん笑えたユニークなもの忘れを「グランプリ」に決定するのです。

まあ、言うなれば「もの忘れ自慢・王座決定選手権大会」といったところ。これをやると、「家じゅうあちこち捜し回ったのに携帯電話が見つからない……疲れて冷たいお茶でも飲もうと思って冷蔵庫を開けたら、そこに携帯があった」とか、「本棚の本にへそくり5万円を挟んでいたのをすっかり忘れて、その本を古本買取に出してしまった」とか、けっこう笑える失敗談が出てきます。家族や親戚が集まったときに開催するのもいいですし、高齢者の集まる同窓会や老人ホームなどの施設でやってもけっこう盛り上がると聞いています。

もちろん、もの忘れの中には、アルツハイマー型認知症の症状として現われてくる「危険なもの忘れ」もあります。みなさんよくご存じのように、その場合、「ごはんを食べた」「用事を頼まれた」「温泉旅行に行った」といった最近の出来事が丸ごとすっぽりと抜け落ちてしまうのが特徴です。記憶中枢・海馬の機能が低下して、新たに経験したことをインプットすることができなくなっているために、すっぽりと記憶が抜け落ちてしまうわけです。

もちろん、こういう「認知症につながる危険なもの忘れ」の症状が出てきたら、それを笑いものにしているわけにはいきません。ただ、「もの忘れグランプリ」を行なっていると、たまに〝このもの忘れはおかしい……もしかしてアルツハイマーなのではないか〟と周囲の人が気づき、それが早期発見・早期治療へとつながっていくこともあるのです。つまり、笑いながらの語らいが、認知症を早期発見するリスクマネジメントの役割をも果たしてくれるというわけですね。

それに、もの忘れ失敗談をはじめ、自分の衰えぶりをユーモア混じりに笑って話せる人はボケにくいものなのです。

なぜなら、自分の衰えぶりを披露してみんなに笑ってもらうには、自分の心身の状態を客観的に把握していなければなりません。先にも述べましたが、自分の衰えの度合いを客観的に分析できているのは、脳の認知機能がちゃんと正常に働いているという証拠のようなもの。「自分の衰えから来る失敗談」を笑って話せているうちは、認知症の心配はないと言ってもいいでしょう。

逆に言えば、自分の脳の衰えを必死に隠そうとしたり、もの忘れをしたのを頑なに否定したりするようになってきたなら、かなり「認知症リスクが高まっている」と見たほうがいいと思います。自分の衰えや失敗を笑って話せるかどうかは、認知症リスクを見分ける指標にもなるわけですね。

ですからみなさんも、家族や仲間が集まったときにはぜひ「選手権」を開催してみてください。別に「もの忘れ自慢」に限らず、「病気自慢選手権」にしたり「入院エピソードあるある選手権」にしても構いません。とにかく、自分の不調や衰えをネタにして、その場の人たちに大いに笑ってもらえるように話すのです。

私は、「自分の衰えぶりを客観的に捉えて、みんなに笑ってもらえるようにユーモラスに話す」という行動は、脳のとてもいいトレーニングになり、認知症を予防するのにもたいへん役立つと考えています。

かつて私のクリニックに通っていた患者さんで、月イチで「もの忘れグランプリ」

を実践しているという方からは、「おかげで家族みんなで笑いころげながら認知症予防をできています」といった感想もいただいています。ぜひみなさんも実際に試してみてください。そして、「笑いの効用」をうまく味方につけて、ボケ予防や脳の老化予防に役立てていくようにしましょう。

## ボケない脳をつくるための生活習慣のスローガンは「ヤ・ワ・ラ・カ・ア・タ・マ」！

ボケるかボケないかには、その人が長年積み重ねてきた生活習慣が大きく影響しています。とりわけ近年は世界各国で認知症予防の研究が進み、日々どういう生活をしているとボケやすくなり、どういう生活をしているとボケにくくなるのかということが、だいぶクリアになってきました。

「こういう生活を心がければ、認知症になりにくくなるよ」というノウハウがかなり分かってきているわけですから、ぜひ多くの方々にそれらのノウハウを実践していただいて、ボケ予防に役立てていっていただきたいものです。

ただ、なかには「やるべきことがたくさんありすぎて覚えられない」「何から手をつけていいのか分からない」といった声も聞こえてきます。脳科学者や医者が勧めるようなことは、一般の方々が暮らしの中で気軽に実行に移すには、ちょっととっつきにくいところがあるのかもしれませんね。

そこで私が考えたのが「ボケないための生活習慣スローガン」です。

私はもの忘れ外来に来院された方々に、ボケ予防や脳老化予防のスローガンとして次の「ヤ・ワ・ラ・カ・ア・タ・マ」を実践することをおすすめしています。

**「ヤ」……役割を持つ**
**「ワ」……笑う**
**「ラ」……LOVE（ラヴ：愛する、恋する）**
**「カ」……会話をする**

「ア」……歩く
「タ」……食べる
「マ」……学ぶ

いかがでしょう。この「ヤ・ワ・ラ・カ・ア・タ・マ」は、日常生活で脳を衰えさせないために必要なことが網羅された「究極のスローガン」です。「役割を持つ」「笑う」などの重要性は先の項でも解説しましたが、これら7つがどうして脳の衰えを防ぐのに役立つのか、ざっと説明しておきましょう。

●役割を持つ

自分が果たすべき役割を失うと、脳は急速に衰えます。脳が働き続けていくには「やるべき仕事や日課があること」が欠かせません。どんなことでもいいから自分の役割や仕事を持ち、他人や家族、社会のためになることを日々行ない続けていきましょう。

●笑う

毎日の生活の中に笑いやユーモアがある人はボケません。「笑う門には福来《きた》る」は脳科学的にも正しいことなのです。積極的に多くの人とコミュニケーションをとって、その人たちとできるだけ笑い顔を共有するようにしていきましょう。

●LOVE（ラヴ：愛する、恋する）

人を愛したり恋したりすると、さまざまなホルモンが分泌され、脳がたいへん活性化されます。このため、高齢になっても「愛する気持ち」や「恋する心」を失わない人は頭がボケにくいのです。身近な人を波風を立てないように愛せるのが最適なのですが、諸事情あってそれが許されない場合には、古今東西のスクリーンの俳優さんや歌手に熱を上げるのでもOKです。（だいぶ古いですが）『冬のソナタ』のヨン様やチェ・ジウに夢中になるとか……。こういった疑似恋愛でも構いませんので、異性にときめく心を失わないようにしてください。

●会話をする

たくさん会話をするということは、たくさん脳を使うということ。だから、しょっちゅうおしゃべりをしている人は、日々脳がさかんに使われてボケにくいのです。とくに男性は、高齢になると言葉数が少なくなりがちなので、意識的に発語をし、なるべく多くの言葉を使って、できるだけ多くの人と話をするように心がけましょう。

## ●歩く

脳を衰えさせないためには、頭だけでなく体もよく使うことが大切です。定期的な運動習慣がボケ防止や脳の老化防止に役立つことは、医学的にも証明されています。とりわけ、日々よく歩くことは、脳の機能を長持ちさせていくために欠かせません。散歩やウォーキングをしたり、買い物などの用足しついでに歩くようにしたりして、小まめに歩く習慣をつけましょう。また、この先いつまでも歩けるように、足腰の筋力をキープすることにも気を配っていきましょう。

## ●食べる

脳は栄養が入ってこなければ働けません。当たり前ではありますが、1日3食、栄養バランスのいい食事をとってエネルギーを摂取していくことが大切です。別に特別なことは必要ありません。いろいろな食べ物を偏りなく食べて、分量は食べすぎに注意して腹八分目を心がける。それで十分です。

●**学ぶ**

学習や経験を積み重ねて刺激をしていけば、脳は何歳になってからでも成長します。「学び」や「体験」は脳にとって成長を促してくれる〝栄養〟のようなもの。どんなことでも構いません。新しいことを学んだり、やったことのないことを体験してみたりして、日々の積極的なチャレンジから〝栄養〟を取り入れていきましょう。

これら7つのスローガンは、いずれもわたしたちが日常的に行なっている「当たり前のこと」です。ただ、脳の働きを衰えさせないようにするには、こういう「当たり前の基本」に対して手を抜かないことがもっとも重要なのです。若いうちからこれらの基本を徹底し、歳をとっても手を抜かないようにしていけば、それだけで脳機能を末永く良好にキープできる確率が大きく高まります。

この「ヤ・ワ・ラ・カ・ア・タ・マ」の7つの心得を実行していけば、文字通り脳をやわらかく保っていくことができるはずです。

先の章でも述べたように、脳という器官は、意地を張ったり強がったりして頑固になるととたんに衰えの傾向が目立ってきます。「頑固脳」になると、脳のネットワーク回路がカチカチに固まってしまい、時代や環境の変化にうまく適応することができず、ストレスをため込んで衰えていってしまうことが多いのです。しかし、「ヤ・ワ・ラ・カ・ア・タ・マ」を実践していけば、頑固脳になるのを防ぎ、なおかつ脳回路が柔軟に変化する「やわらか脳」を保っていくことができます。そうやって脳をやわらかくキープしていくことで、時代や環境の変化にしなやかに適応しつつ、脳の機能を良好に維持していけるようになるのです。

ですからみなさん、ぜひとも「ヤ・ワ・ラ・カ・ア・タ・マ」をスローガンに7つの生活心得を実践してみてください。そして、日々頭をやわらかく使いながら、脳の衰えに「待った」をかけ、ボケ予防・脳老化予防に役立てていくようにしましょう。

## 幸せな人生を歩めるかどうかは、脳をどうナビゲートしていけるかで決まってくる

これからの令和の時代は、認知症がどんどんありふれた存在になっていく――私はそう思っています。

あと5年か10年もすれば、あっちを見てもこっちを見ても認知症の老人ばかりが目につくようになるかもしれません。また、「認知症になること」がごく普通のこと、当たり前のことになっていくとともに、ボケや認知症に対するイメージもだいぶ変わっていくのではないでしょうか。

そう言えば、うつ病も20年くらい前までは特別な心の病気のように思われていました。ところが、いまは「うつ病は誰でもなり得るありふれた病気だし、いつ誰が陥ってもおかしくない」と認識されるようになってきました。また、それとともに「うつ病という病気を受け入れて前向きに生きていこう」と考える人も増え、うつ病のイメ

ージや捉えられ方も大きく変わってきました。

つまり、これと同じようなことが認知症にも起こるだろうと私は考えているのです。おそらく、「認知症になることは特別なことではない」「認知症になった自分、ボケた自分を受け入れて人生を前向きに生きていこう」というような人も、今後どんどん増えてくるのではないでしょうか。


ここで少し、私の恩師・長谷川和夫先生の話をさせてください。

長谷川先生は、日本の認知症研究の第一人者。世界的にも認められている認知症診断基準「長谷川式認知症スケール（ＨＤＳ－Ｒ）」を開発したことでも有名です。先生は大学教授退任後も認知症の医療と介護の啓蒙に精力的な活動を続けてこられ、お弟子さんの医師たちも日本の認知症学会をリードしています。

そんな長谷川先生が２０１８年、自ら認知症であることを公表しました。「嗜銀顆粒《しぎんかりゅう》性認知症」というタイプの認知症で、このタイプではアルツハイマー型に似た症状が現われることが知られています。

先生ご自身の発言によれば、午前中は調子がいいのですが、午後になって疲れてくると、「今日は何月何日だったかな。今日は何を食べたかな」といったことがあやふやになって、自分の行動や記憶の「確かさ」が薄らいでくるのだそうです。しかし、先生はいたってお元気で前向き、「認知症になったからこそ分かること」「認知症になったからこそ気づいたこと」も多いと話しています。

たとえば、先生はある雑誌の自筆エッセイにおいて、近所の床屋さんのご主人が昔馴染みだったことが分かって意気投合したという話や、行きつけの喫茶店でコーヒーを楽しむことが増えたという話を紹介しています。そして、そういう何でもない日常の中で身近な人たちと絆を結んでいくことの大切さに改めて気づいたとおっしゃっているのです。

長谷川先生は自分の身に降りかかった認知症を怖れることもなく、これからの人生を認知症と共に歩んで楽しんでいこうとされているのでしょう。その姿勢には悲愴さは微塵《みじん》もなく、むしろ、木漏れ日の中にいるようなほっこりとした幸せの気配さえ感じられます。

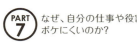

きっと、認知症を自分の中で受け入れてしまうと、「なったらなったでしょうがない」という、いい意味で開き直ったような気持ちになり、怖さも不安もどこかへ消え去って、人や自然との小さな出会いを大切にしつつ、日々をいつくしみながら生きていけるようになるのかもしれませんね。

もちろん、長谷川先生のような境地にまで達するのは、そうそう簡単なことではないと思います。

それに、たとえ認知症を受け入れた先に「幸せな世界」が待っているにしても、まだそれが遠い彼方にあると感じている方々であれば、誰だって「絶対にボケたくない」「認知症にだけはなりたくない」と考えるのが普通でしょう。

ただ、私は、いまのような「人間が長生きをするようになってしまった時代」においては、認知症はいつの日か自分も受け入れなくてはならない「宿命」のように考えておいたほうがいいとも思うのです。

仏教では「生・老・病・死」の4つを人が生きるうえで避けて通れない宿命だと捉

えています。

でも、現代ではこれらに認知症という「第5の宿命」を加え、「生・老・病・死・認知症」としたほうが適切なのではないでしょうか。すなわち、70年、80年、90年も生きるのが当たり前になったいまでは、認知症は誰もがいつかは通らなくてはならない道と覚悟しておくほうがいいというわけです。

そして、だからこそわたしたちは、この認知症という第5の宿命に対して目を背けることなく、きちんと向き合って生きていかなくてはなりません。必要以上に怖れたり不安がったりせず、正しい知識を持ってできるだけの予防に努めながら、宿命に向き合っていかなくてはならないのです。

幸いにして、日々の暮らしの中で予防をしていく手立てはいろいろあります。これまで本書で述べてきたように、日頃の考え方や行動を改めたり、毎日の生活習慣を変えたりしていけば、着実に脳の衰えを防いで認知症リスクを小さくしていくことができるのです。

ですからみなさん、日々できるだけの予防対策をしながら「いつか自分も見舞われるかもしれないリスク」としっかり向き合っていくようにしてください。もしかしたら、どんなに予防をがんばっても、将来、認知症になってしまうことがあるかもしれません。しかし、普段からしっかり向き合いつつ予防をしていたのなら、「やるべきことはちゃんとやった……これで認知症になったら、そのときはもうしょうがない」というように「宿命」を受け入れる覚悟も決まってくるのではないでしょうか。

とにかく、これからの時代は、認知症の存在がどんどん身近でありふれたものになっていくでしょう。そういう時代が到来するからこそ、わたしたちは自分で自分の脳を守っていかなくてはなりません。

きっと、将来のリスク回避のために早くから予防をして脳を守ってきた人と、まったくそういうことをせずに脳を守ってこなかった人とでは、ゆくゆくは脳の衰え方に大きな差がつくでしょう。また、人生の幸せ度にも大きな差がついていくことになるのではないでしょうか。

だから、ぜひみなさん、より幸せな方向へ行けるように、自分で自分の脳を導いていってください。

先にも述べたように、考え方を変え、行動を変え、生活習慣を変えていけば、わたしたちは自分の力で脳をより衰えにくい方向へとナビゲートしていくことができます。そうやって脳をナビゲートしていけば、わたしたちは認知症という第5の宿命によって被るダメージを最小限に抑えつつ、自分の人生をより幸せに生きていくことができるのです。

さあみなさん、一度きりの人生です。ゆくゆく後悔しないように、やるべきことをやって脳を守っていきましょう。日々の生き方を見直し、脳を衰えさせないようにナビゲートしていきましょう。そして、これからの人生をより幸せな方向へとシフトチェンジしていこうではありませんか。

装　幀　next door design 大岡喜直
ＤＴＰ　美創
編集協力　高橋明

〈著者プロフィール〉
**奥村 歩**（おくむら・あゆみ）

1961年生まれ。医学博士。おくむらメモリークリニック院長。

岐阜大学医学部卒業、同大学大学院博士課程修了。

アメリカ・ノースカロライナ神経科学センターに留学後、岐阜大学医学部附属病院脳神経外科病棟医長併任講師、木沢記念病院勤務を経て、2008年に「おくむらクリニック」を開院。

設置した「もの忘れ外来」には全国から多くの人が来院し、これまでに10万人以上の脳を診断。

脳神経外科医として認知症やうつ病に関する診察も多く経験し、日本脳神経外科学会（評議員）・日本認知症学会（認定専門医・指導医）・日本うつ病学会などの学会で活躍している。おもな著書に『脳の老化を99%遅らせる方法』（小社）、『あなたの脳は一生あきらめない！』（永岡書店）、『ボケない技術』（世界文化社）、『脳を休める技術』（カンゼン）、『ねころんで読める認知症診療 「もの忘れ外来」免許皆伝』（メディカ出版）など。

「朝ドラ」を観なくなった人は、
なぜ認知症になりやすいのか？

2019年8月10日　第1刷発行

著　者　奥村 歩
発行人　見城 徹
編集人　福島広司

GENTOSHA

発行所　株式会社 幻冬舎
〒151-0051　東京都渋谷区千駄ヶ谷4-9-7
電話　03(5411)6211(編集)
03(5411)6222(営業)
振替　00120-8-767643
印刷・製本所　株式会社 光邦

検印廃止


ISBN978-4-344-03493-8　C0095
幻冬舎ホームページアドレス　https://www.gentosha.co.jp/

この本に関するご意見・ご感想をメールでお寄せいただく場合は、
comment@gentosha.co.jpまで。